U0111860

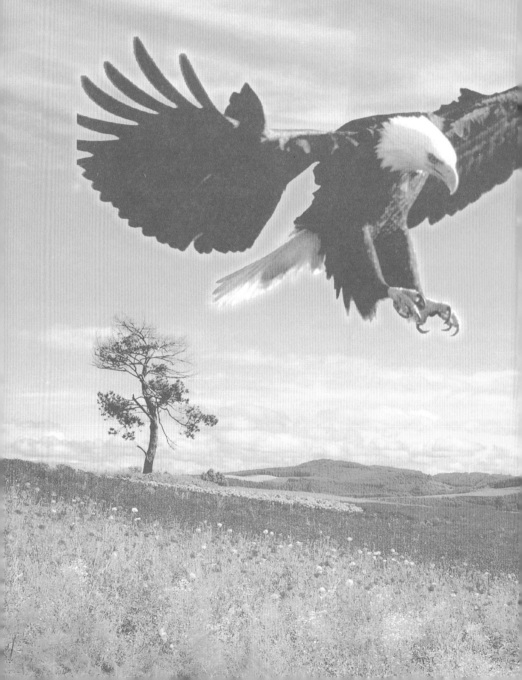

大展好書　好書大展
品嘗好書　冠群可期

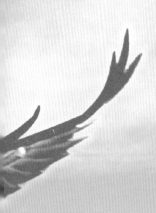

大展好書　好書大展
品嘗好書・冠群可期

武當武學2

# 武當九式吐納養生法

附DVD

岳武 著

大展出版社有限公司

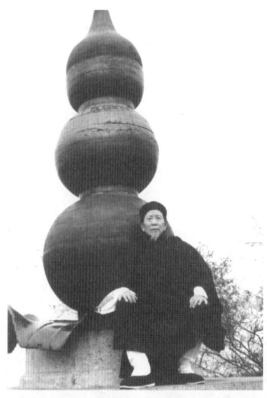

全真教龍門派武當純陽門第22代傳人，百歲道長劉理航宗師

武當純陽門第23代傳人，百歲道長劉理航宗師親傳弟子岳武

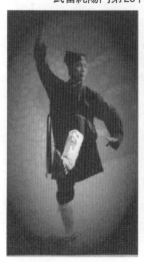
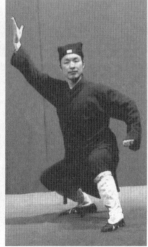
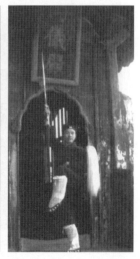

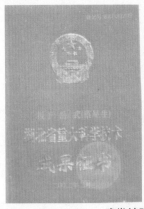
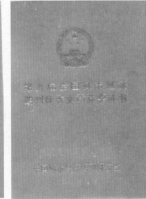
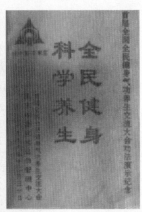

武當純陽門部分武術、養生科研成果及證書

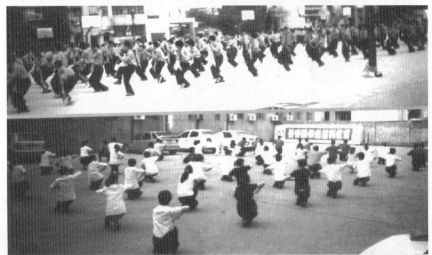

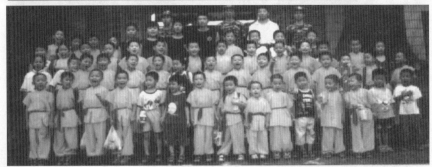

武當純陽門桃李滿天

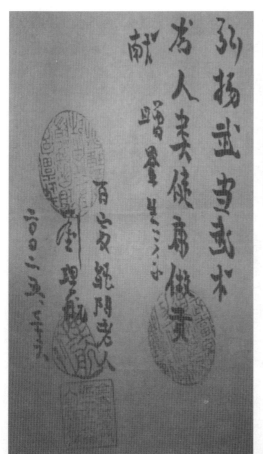

百歲道長‧武當宗師劉理航題詞

當代「武術百科」陳宗焱題詞

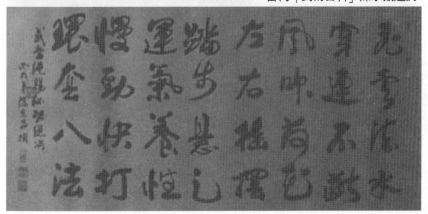

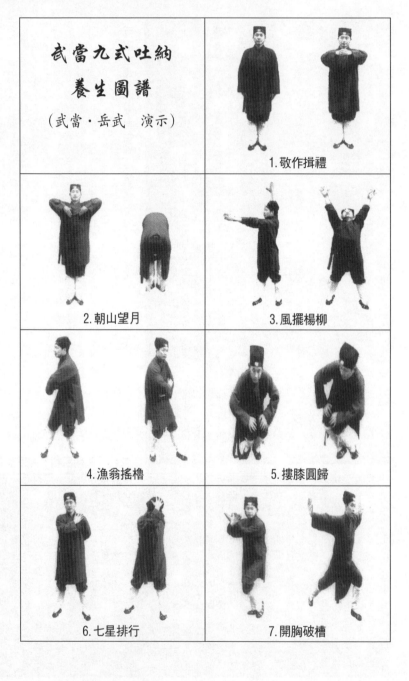

武當九式吐納
養生圖譜

（武當・岳武　演示）

1. 敬作揖禮

2. 朝山望月

3. 風擺楊柳

4. 漁翁搖櫓

5. 摟膝圓歸

6. 七星排行

7. 開胸破槽

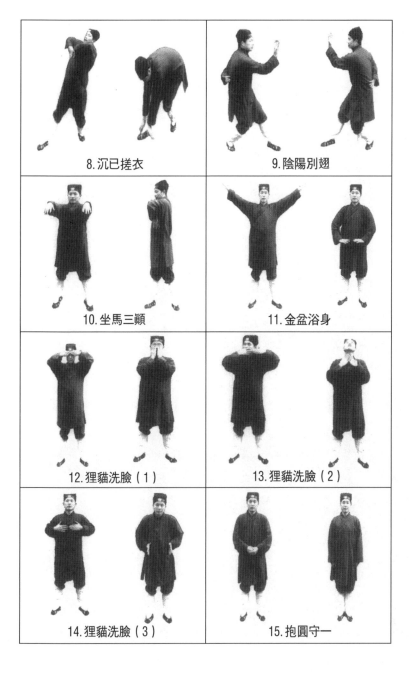

8. 沉已搓衣

9. 陰陽別翅

10. 坐馬三顛

11. 金盆浴身

12. 狸貓洗臉（1）

13. 狸貓洗臉（2）

14. 狸貓洗臉（3）

15. 抱圓守一

# 內容提要

　　武當九式吐納養生法又名武當九式吐納秘功或武當道傳不老輕鬆功，相傳由武當丹道養生祖師呂洞賓（號純陽子）所遺留，千百年來一直在武當道內秘傳口授，依武當道內沿傳之規矩，至今已經輩列第23代。此套功法是武當純陽門系列功法之一，是修真悟道，延年益壽的必經法門。

　　比較世面上流行的鍛鍊方法中稀有此法，專門的吐納養生功法更是罕見，屬武當道傳養生秘寶。

　　這套功法的最大特色在於透過各種不同的呼吸吐納方式，促進肢體的不同部位配合運動。以內動（五臟的蠕動）帶動外動（肢體運動），與世俗鍛鍊中的肢體運動「配合呼吸」方法剛好相反，具有獨到的養生袪病功用。

　　一般追求養生健體的學員，長期習練，起到自覺調理身體，填補陰陽，達到強身壯體和防止疾病的特殊功效。

　　此套功法分定勢分組練習和活步分組練習兩種。

定勢以動作名稱爲準；活步以走行四門爲自然調整。其他仍以定勢分組練習爲準。一般推廣定勢分組練習。

溯源探究此功法在道內傳承體系中的地位，此套功法列屬武當純陽門，係武當純陽門修真引氣導引之秘術，屬純陽門武功進入中、高級階段的總功。經由習練後，再學習純陽門大功（金丹鐵布衫）、金丹地臥功等陽剛之法，就要容易許多，也爲最終進入武功高級階段——五行樁、子午靜、雲床高臥功法奠定堅實的基礎。

# 序

　　武當養生，天下一絕。據不完全統計，武當養生功法不下百種，這套《武當九式吐納養生法》，就是武當養生中的上乘功法。這套功法，秉承武當道教養生延年益壽之要旨，熔武當丹道養生、性命雙修、奇功秘法於一爐，深入淺出，通俗易懂，學習方便，功效顯著。凡是習練此功者，無不交口稱讚。

　　《武當九式吐納養生法》的整編者岳武先生，俗名蔡星生，為武當全真教龍門派純陽門一代宗師劉理航的親傳弟子、道內秘傳自然神打衣鉢傳人和武當三天門五形養生內功傳人。現任中國・武當武術聯合會會長、武當拳法研究會常務副會長、武當養生研究會副會長、十堰市武術協會副主席、十堰市武當武術協會副主席。係道教聖地武當山中一位蜚聲海內外的武當派功夫理論與實踐集大成的學者型專家、武當武術非物質文化遺產傳承人，被武林界譽為「武當儒俠」。

　　他歷時3年，精心整編的這套功法，以呼吸吐納為主要方法，配套有自然開合、吞吐、吸閉、屈伸等動

作,有獨到的養生醫療保健價值,已經引起了中國醫學界、氣功界、武術界專業人士的高度重視。

科學研究表明,人的壽命在150歲左右。以往實際只有極其少數人能夠達到這個年齡,絕大多數人能夠達到一半就不錯了,能夠達到百歲就更不容易了,有不少人甚至達到三分之一就撒手西去,被惋惜地稱爲「英年早逝」。究其原因,除了外在的原因(外因),主要是内在的原因(内因)。内因方面,養生可以說占的比重很大。俗話說:「養生不養生,相差三十春。」意思是,養生的人可以多活30歲,不養生的人則少活30歲。因此自古以來,中國人就十分重視養生,而且逐漸形成了一種養生文化。這種文化從春秋時期發端,到如今已有近三千年的歷史了。武當道教養生文化博大精深,主要分爲心養、食養、功養、樂養、藥養,其中功養佔據重要地位。隨著社會的發展,人們的物質生活和精神生活不斷提高,追求健康長壽逐漸形成了潮流。這套《武當九式吐納養生法》的出版發行,爲人們延年益壽又帶來了福音。這也是岳武先生對人類健康長壽的一大貢獻,值此出版之際,筆者特致以衷心祝賀。以上是爲序。


《武當拳之研究》課題組專家
　十堰市武當拳法研究會會長　　**歐陽學忠**　　於武當山下

# 前　言

　　按照武當武功流派「六耳不傳道」「言祖不言師」的傳統傳承習慣，多年來筆者奔走廟觀，隱於市井，對早年高道隱眞所教習的千年內功秘技，勤練不輟，更有體悟，並做筆記，不敢有絲毫懈怠。

　　回頭想想，武當內功血脈筆者得以沿傳，並非自己天生道骨，也非地造聰明，關鍵在人。掩卷細思，列12字以互勉，那就是：滿腔熱忱；持之以恆；勤於體悟。

　　天下所有事情要想做好，首要熱情。你對所做的事情根本沒有興趣，註定了那是一條不歸之路，就算是有幸遇上，也是與自己緣多分少，最終不了了之，無所作爲。習武練功這樣，許多事情都是一個理兒。

　　其次是堅持。熱情是開端，是做事的序曲，是做事的好兆頭，但不是做事的根本。做事的根本在於持之以恆。沒有毅力，最終什麼事兒都幹不成。縱然是美夢也難於成眞。

　　其三要勤思。有道是「學而不思則罔」。沒有體

悟，不會有大成。代代相傳的武功秘技，精髓在於其內涵博大，思想精深。不勤思多悟，僅爲機械模仿而已，得其形，而神已盡失。若此，再好的武功必然失去昔日的風采，最終在歷史的長河中，日漸沒落，直至被後人忽略乃至遺棄。

　　30多年來之所以未敢動筆著書，只是一直在做一件事情，那就是讓所學武當內功絕技由己及人，期望推而廣之，造福世界和平與人類健康。多年逝去，彈指一揮間，武當山已經由過去的荒山野嶺，變成了世人矚目的世界物質文化遺產聖地。武當武功所獨具的養生、修身、健身、防衛價值，逐漸爲世人所認同並重視，作爲成長、生活在武當山下的武當武功非物質文化遺產項目傳承人，有責任也有義務讓「獨善其身」成爲過去，迎來「兼及天下」的新時代。

　　社會的發展，使千年武當已經突破了交通障礙瓶頸、訊息交流瓶頸、地域限制瓶頸，武當傳承人的思想禁錮也應該解除，世移時易，今非昔比，只有與時俱進，浩浩武當才會再迎來「異日大興」。

　　正所謂「思想是行動的先導」。我輩傳人理當開闊視野，揚棄陳規，放眼世界，廣泛招納賢徒志士，培養一代武當武功文化傳人，由涓涓溪水，匯成滾滾長河；由星星之火，形成世界燎原之勢。讓武當文化的光芒，普照眾生。

今天，筆者試圖將千年武當立足於養生長壽並能為實戰服務的內功絕技，從實踐到理論，再從理論到實踐進行檢驗之後，形成完整的教學與研究體系，並整理成圖文並茂，聲像俱存的教程，以期告慰先輩前賢英靈，澤惠千秋後人，造福當今社會。

筆者的努力，僅爲抛磚引玉，相信武當大家，也將放下包袱，輕裝上陣，互爲表裏，遙相呼應。

祖師庇佑，大岳和諧，武當春天又來臨！

**岳 武**

# 目　錄

# 第一章
# 源流、傳承特色及理論定位

## 第一節 源流

武當九式吐納養生法又名武當九式吐納秘功或武當道傳不老輕鬆功，相傳由武當丹道養生祖師呂洞賓（號純陽子）所遺留，千百年來一直在武當道內秘傳口授，依武當道內沿傳之規矩，至今已經輩列第23代。

20世紀90年代由武當百歲道長劉理航（俗名：劉定國）親傳於武當山下的岳武（實名：蔡星生）。呂祖純陽秘功第23代傳承人岳武經過近20年的練習體驗和教學實踐證明，此套功法有極強的養生價值。

## 第二節 傳承特色與理論定位

### 一、傳承特色

武當九式吐納養生法屬武當一大名宗——呂祖純陽門武功派系中的一套武當道傳養生健體、祛病延年秘寶。

這套功法的最大特色在於能夠以各種不同的呼吸吐納方式，促進肢體的不同部位配合運動。以內動（五臟的蠕動）帶動外動（肢體運動），與世俗鍛鍊中肢體運動「配合呼吸」的方法剛好相反，達到獨到的養生祛病功效。

主要表現：

一是呼吸方式與動作開合獨特多樣。此功法不僅呼吸方法多樣，而且肢體動作原始古樸。

二是適應群體廣泛。有無武功基礎均可以練習。

三是肢體動作難度要求小。肢體動作始終為呼吸吐納服務。

四是不會出現練功走偏現象。只有改變和養成呼吸的習慣，沒有氣機運行走向的深度要求。

五是對慢性病症具有調理作用。

對高血壓病人有抑制交感神經興奮，消除精神緊張作用；

對頭痛、頭暈的病人經過意念活動和呼吸吐納調整，能產生輕快的感覺；

對胃腸道病人吐納採用腹式呼吸、氣貫丹田，這樣可以直接對胃腸功能進行調整，獲得好的效果；

對哮喘、支氣管炎等呼吸道疾病患者，吐納以調整呼吸為主；

對神經衰弱、更年期綜合徵等神經和內分泌系統疾病多適應不同的呼吸吐納動功方式；

對體質孱弱者吐納功法能迅速改善消化功能、增強體質。

武當吐納九式養生法的另一傳承特色是：

作為養生，這套功法可以獨立成篇，單獨練習。練習形式又可分為定勢分組練習和活步分組練習兩種。

定勢以下面圖解動作名稱為準；活步以走行四門為自然調整。

其他仍以定勢分組練習為準。一般推廣定勢分組練習。

## 二、理論定位與社會影響

### （一）理論定位

在道內傳承體系中，武當九式吐納養生法列屬武當純陽門，係武當純陽門修真導引之秘術，屬純陽門武功中的中高級功法。與武當真元渾合一氣功、純陽大功、金丹地臥功、五行養生樁功、純陽子午靜功為一體。是修真悟道，延年益壽的必經法門。在世面上流行的鍛鍊方法中稀有此類功法，專門的吐納養生功法更是罕見。其根在道門，其法將會從此廣泛流傳於民間。一經弘揚，就會源流不斷，為人類健康造福。

經習練後，再學習純陽門大功（金丹鐵布衫）、金丹地臥功等陽剛之法，就會容易很多。也為最終進入武功高級階段——五行樁、子午靜、雲床高臥功法奠定堅實的基礎。這也是武當九式吐納養生法得以沿傳的另一潛在原因。

為更好地繼承和發揚武當絕學養生功夫，普澤眾生，造福人類健康，以岳武為帶頭人的武當拳法研究會的研

員們，在綜合整理武當純陽門系列武功的基礎上，與其他門類傳統養生修煉方法相比較，最後將此養生功法定位於武當道傳三類標誌性武術養生功法（伸筋拔骨類、呼吸吐納類、按摩導引類）之一的呼吸吐納類典型功法，成為目前武當山下由十堰市武當拳法研究會推薦的「武當養生三大寶典」之一。

## （二）社會影響

自2000年面向社會，公開傳授武當九式吐納養生法以來，慕名前往武當山下的十堰市武當拳法會實訓機構——十堰柳林武功院學習的受眾群體達數千人次，受到社會各界人士的好評。

特別是受到身體虛弱，氣短、氣虛的養生愛好者和從事藝術門類的精英人士的青睞和強烈關注。

時值今日，世界各地養生愛好者包括多所院校武術研究、生命科學研究的專家、學者不斷進行探索交流，此養生法成為新世紀的一大健康熱點。2008年10月28日CCTV-4國際中文頻道專題播報了《岳武的故事》，引起了世界熱愛生命與健康的人們關注。隨即《中國日報》（英文版）進行了專題報導，中新社、湖北衛視等媒體進行了追蹤專訪，武當養生，健康一生。

目前，武當山下的十堰市武當拳法研究會柳林武功院作為團體傳播機構，培養了一大批武當九式吐納養生法的習練、研究群體，並迅速向世界各地傳播這一道家文化精粹。

# 第二章
# 吐納基本技術

## 第一節 基本手型

### 一、陰陽八卦手

右手握空心拳，左掌拇指由右拳眼，扣按於右手心（勞宮穴）處，左手其他四指抱於右拳面和拳背之上。雙手環抱成子午陰陽訣，亦即陰陽八卦手。

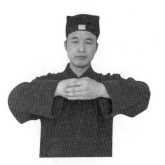

圖2-1

此手法為男士手訣。女士左右手互換。（圖2-1）

### 二、八字掌

四指併攏伸直，拇指自然伸開，即成「八字掌」。（圖2-2）

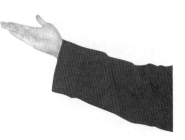

圖2-2

### 三、燕翅掌

五指自然伸直，指間自然分開，以手腕為軸，上下甩動，即成「燕翅掌」。（圖2-3）

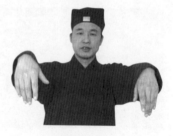

圖2-3

## 第二節　基本步型

### 一、併步

自然站立，雙腿伸直，雙腳併攏，兩腳落實，重心落於兩腳下。（圖2-4）

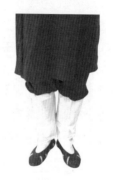

圖2-4

### 二、弓步

兩腿前後分開一大步，前腿屈膝前弓，大腿斜向地面，膝與腳尖上下相對，腳尖微內扣；後腿自然伸直，腳跟蹬地，腳尖微內扣，全腳掌著地。（圖2-5）

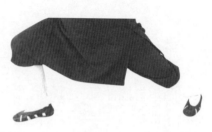

圖2-5

## 三、橫開步

　　兩腿左右分開一步，橫向
之間保持與肩同寬或稍寬，兩
腿自然伸直，全腳掌著地，重
心落於兩腿之間。（圖2-6）

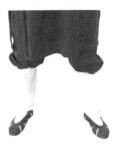

圖2-6

## 四、彈簧步

　　兩腿左右分開一步，橫向
之間保持與肩同寬或稍寬，兩
腿自然伸直，全腳掌著地，重
心落於兩腿之間；然後重心上
提，雙腳跟自然離地。（圖
2-7）

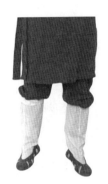

圖2-7

## 五、交叉步

　　自然站立，一腿向另一腿
前或後移動成交叉步。交叉步
分前交叉步和後交叉步。（圖
2-8）

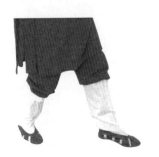

圖2-8

## 第三節　基本身型

### 一、前屈

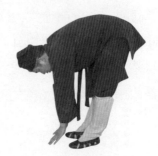

身體自然站立，雙腿並齊，上體以腰為軸，自然向前、向下彎曲接近180°。（圖2-9）

圖2-9

### 二、後仰

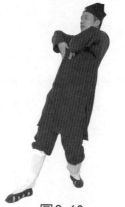

重心落於一腿，另一腿前伸，上體以腰為軸，自然向後下彎曲，平面屈度在45°～80°之間。（圖2-10）

圖2-10

### 三、蹲身

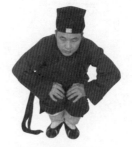

身體自然站立，雙腿並齊，兩腳併攏，屈膝半蹲，大腿低於水平以下，上身挺直。（圖2-11）

圖2-11

## 四、束腰

身體自然站立，雙掌面從後腰部位分別向前沿帶脈推壓。（圖2-12）

## 五、鶴膝

身體自然站立，兩腳自然分開，隨身體扭轉雙膝自然彎曲，膝內側屈度保持在120°～150°之間，呈微蹲狀態。（圖2-13）

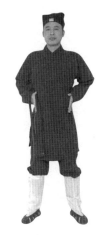

圖2-12

也可單膝自然彎曲，膝內側屈度保持在120°～150°之間，呈微蹲狀態。（圖2-14）

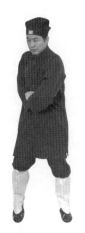

圖2-13

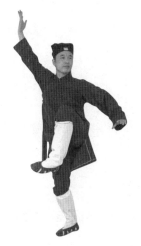

圖2-14

## 六、龜背

身體自然站立，小腹部內收，後背撐圓，如龜背平圓狀。（圖2-15）

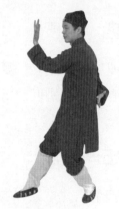

圖2-15

# 第四節　基本吐納方法

## 一、自然呼吸法

口微閉，上下牙微微相合，舌尖輕搭上齶，用鼻吸氣時，腹部要凸起。呼氣時，腹部要收縮。

不加任何意念，不拘泥於形式，自然呼吸。

## 二、慢、長、細、勻法

在做吐納功法過程中，為配合肢體動作，而採取的一慢、二長、三細、四勻的「四合一」呼吸方法。屬於常見的調節呼吸方法。

## 三、長吸短呼法

在做吐納功法過程中，為配合肢體動作，採取的吸氣

時間大於呼氣時間的呼吸調節方法。

　　呼吸時間的長短，要因人而異。

## 四、短吸長呼法

　　在做吐納功法過程中，為配合肢體動作，採取的吸氣時間小於呼氣時間的呼吸調節方法。

　　呼吸氣時間的長短，要因人而異。

## 五、快吸慢呼法

　　在做吐納功法過程中，為配合肢體動作，採取的吸氣速度快、時間短促，而呼氣速度相對緩慢，時間稍長的呼吸調節方法。

　　呼吸速度快慢、時間長短，要因人而異。

## 六、慢吸快呼法

　　在做吐納功法過程中，為配合肢體動作，採取的吸氣速度緩慢，時間相對較長，而呼氣速度相對快、時間短促的呼吸調節方法。

　　呼吸速度快慢、時間長短，要因人而異。

## 七、長吸長呼法

　　在做吐納功法過程中，為配合肢體動作，吸氣、呼氣的速度相對緩慢、時間相對較長的呼吸調節方法。

　　吸氣、呼氣速度快慢、時間長短，一定要因人而異。

## 八、吸閉噴氣法

在做吐納功法過程中，為配合肢體動作，採取的吸氣、閉氣、噴氣的呼吸調節方法。

具體操練過程中，又分為：一吸一閉法、一吸三噴法、長吸一噴法、一吸一噴法。

吸氣、閉氣、噴氣速度的快慢、時間的長短，要因人而異。

## 九、胎息動呼吸法

吸氣的同時環抱雙手呈陰陽子午訣，即陰陽八卦手，自然放於小腹前。然後自然呼吸，意守下丹田（通俗說法是肚臍眼下一寸的區域）60秒鐘為度。感受小腹部隨呼吸一起一伏。也叫胎息動。

一般養生愛好者學習時可不作深究，意到即可。

# 第五節 「三調」的基本方法

## 一、調身

調身，即對形體姿勢的調整鍛鍊。

它是有意識地按照規範自我調整處於靜止或運動狀態時形體姿勢的操作方式，也稱煉形。

練習吐納功法時，要做到功架正確，姿勢合乎規範。

## 二、調 息

調息,即對呼吸的調節訓練。

它是有意識地按照規範自我調節呼吸的操作訓練方式,也稱煉氣。也就是自覺採用不同的呼吸方法,與形體動作相互和諧,以達到和氣養身的目的。

練習吐納功法時,要做到呼吸方法正確,肢體配合默契。

## 三、調 心

調心,即對心意的調節引導。

它是有意識地按照規範自我調控心理狀態的操作方式,也稱煉神。也就是透過對自我心意的調節引導,借助意念的活動達到入靜養神的目的。心主神明,只要能心清神靜,意念專一、正直,思想情緒穩定,臟腑功能就不會紊亂,生命就不受任何危害。

練習吐納功法時,要做到心不外想,神不外馳,專心一意,心息相依。

## 四、「三調」之間的關係

調心是吐納養生法「三調」中的主導因素,調息和調身均需在調心的前提下進行,直至進入「三調」融為一體的功態境界。

# 第六節　注意事項

## 一、鬆

就是要求全身各部位放鬆。

自然站立時，目光垂斂，身體中正，坐胯鬆腰，要求虛腋垂臂，手指鬆開微屈。

運動時要呼吸整體配合，協調一致。

## 二、靜

要求思想集中，心安神靜。面含微笑，情緒鬆弛。

用意不要重，要輕、淡。切忌追求氣感，以免出偏。

## 三、適度

要求定時定量，持之以恆。

有時練功病情好轉，驟然停練，可能復發。

練功也不能過於疲勞。心急求速，日夜不停地練，也會出問題。

功夫界有句術語叫「火候適度」，因此練功不能「過火」，要講求適度。

# 第三章
# 動作名稱及圖解

## 第一節　動作名稱

引子——敬作揖禮

**起勢**

1. 抱圓守一　　2. 捧氣貫頂

**第一式　疏筋活脈**

1. 抱圓守一　　2. 朝山望月　　3. 按掌平氣

**第二式　調理氣血**

1. 抱圓守一　　2. 風擺楊柳　　3. 按掌平氣

**第三式　清神益筋**

1. 抱圓守一　　2. 漁翁搖櫓　　3. 按掌平氣

**第四式　護膝扶傷**

1. 抱圓守一　　2. 周天行氣　　3. 摟膝圓歸

4. 按掌平氣

**第五式　脈氣運行**

1. 抱圓守一　　2. 周天行氣　　3. 七星排打

4. 按掌平氣

### 第六式　強心潤肺

1. 抱圓守一　　2. 開胸破槽　　3. 按掌平氣

### 第七式　健胃壯腎

1. 抱圓守一　　2. 沉已搓衣　　3. 按掌平氣

### 第八式　陰陽調節

1. 抱圓守一　　2. 陰陽別翅　　3. 按掌平氣

### 第九式　百邪難侵

1. 抱圓守一　　2. 坐馬三顛　　3. 捧氣貫頂

4. 抱圓守一　　5. 金盆浴身

### 收勢　狸貓洗臉

1. 搓雙手　　　2. 熨面部　　　3. 收功

## 第二節　動作圖解

## 引子——敬作揖禮

【歌訣】

　　　起手抱拳宜輕緩，雙手環扣氣吸滿；

　　　頷首短呼意猶盡，納氣挺胸吐沉丹。

【動作圖解】

　　①自然站立，全身放鬆，頭頂上懸，下頷微收，舌尖輕搭於上齶，背有上拔之意，使閭尾中正，肛微提，腹微收。目光平視。（圖3-1）

　　②接上動不停。雙掌同時外旋，兩臂屈肘後拉至兩腰間，兩掌心斜向上方。（圖3-2）

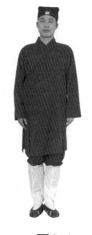
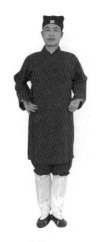

圖3-1　　　　　　　　圖3-2

③接上動不停。兩肘外撐，兩掌心斜向上方。（圖3-3）

④接上動不停。擰臂轉腕，兩掌向兩側平舉，兩掌心向下，兩臂高與肩平。（圖3-4）

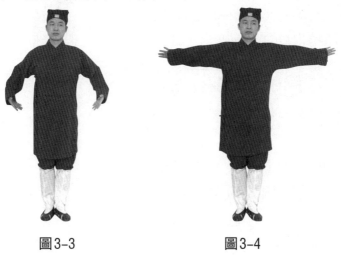

圖3-3　　　　　　　　圖3-4

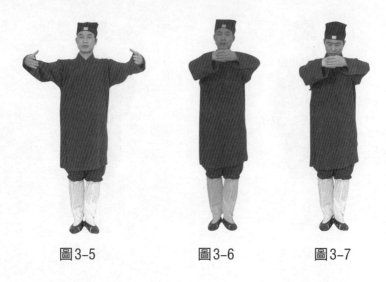

圖3-5　　　　　　圖3-6　　　　　　圖3-7

⑤接上動不停。兩臂外旋，同時直臂由側平舉向正前方相合；然後屈臂內收，雙掌疊抱；同時右手變空心拳，左掌拇指由右拳眼，扣按於右手心（勞宮穴）處，左手其他四指抱於右拳面之上（**男左手環抱右手；女右手環抱左手。以下此手法皆同**），成子午陰陽訣，亦即陰陽八卦手。目光內斂。（圖3-5、圖3-6）

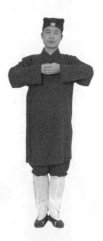

圖3-8

⑥接上動不停。手臂動作不變，微向前方低頭叩首，呈作揖朝拜勢。（圖3-7）

⑦接上動不停。抬頭挺胸，雙手抱拳自然回收於胸前。（圖3-8）

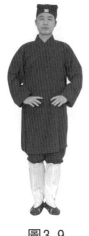

圖3-9

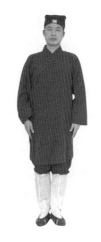

圖3-10

⑧接上動不停。兩手分開變掌，兩掌心向下徐徐下按於小腹前；然後兩掌向身體兩側分掌下垂成自然站立勢。（圖3-9、圖3-10）

【吐納方法】

雙手合抱時，要緩緩進行並配合長吸氣，吸滿後雙手同時抱拳；此時胸宜挺，氣宜滿。接著一個短呼，同時配合低頭頷首；此時胸宜含，氣宜空。一吸一呼為一組；接著抬頭挺胸，自然吸氣長緩，抱拳收於胸前，彷彿是胸前的膻中穴在吸氣，將所抱拳吸回到胸前；此時胸宜挺，氣宜滿。這是一個短吸。接著一個長呼，所抱拳自然空鬆沿胸前正中線，配合長呼氣而下落至小腹前（下丹田）。

【練習提示】

一般以一次為度，作為功前的引子，對身體、思想、呼吸進行調整，也稱「三調」。

【易犯錯誤】

①呼吸配合不當。呼吸的時間長短和速度的把握不準確，容易出現憋氣現象。

②吐納的配合動作為4動，容易被做成2動。

③姿勢配合不當。容易把「低頭頷首」動作做成「低頭彎腰」動作。

【糾正方法】

①分兩組呼吸練習。先練習一長吸氣一短呼氣的方法，適應後，再練習一短吸氣一長呼氣的吐納方法。逐步把握呼吸要領。

②配合兩組呼吸，把動作分解為4動。先長吸氣，雙臂由兩側向正前合抱，雙手相交呈陰陽八卦手，抱於胸前，此為第一動。第二動，雙臂不動，低頭頷首，短呼氣。第三動，抬頭挺胸，兩手回收於胸前，此為短吸氣。第四動，雙手分開變掌，翻掌下按，此為長呼氣。

③在練習時，體會「低頭頷首」與「低頭彎腰」的動作區別，克服混淆動作的習慣。

【養生功效】

兩組呼吸，一長一短，一短一長，三丹歸元。表像作揖朝拜，暗含調養氣機。祛燥降火，氣定神清。

# 起　勢

【歌訣】

雙手抱拳意守丹；捧氣貫頂行周天；

意氣由上而下沉；湧泉穴位是玄關。

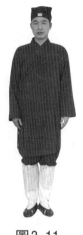

圖3-11

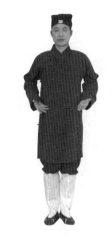

圖3-12

## 1. 抱圓守一

【動作圖解】

①自然站立，全身放鬆，頭頂上懸，下頜微收，舌尖輕搭於上齶，背有上拔之意，使閭尾中正，肛微提，腹微收，目光平視。（圖3-11）

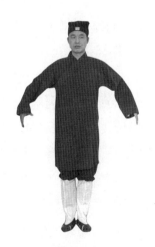

圖3-13

②接上動不停。雙掌同時外旋，兩臂屈肘後拉至兩腰間，兩掌心斜向上方。（圖3-12）

③接上動不停。兩肘外撐，兩掌心斜向上方。（圖3-13）

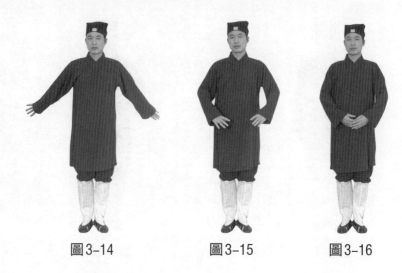

圖3-14　　　　　圖3-15　　　　　圖3-16

④接上動不停。擰臂轉腕，兩掌向兩側分開，兩掌心向後，兩掌高與髖平。（圖3-14）

⑤接上動不停。兩掌、臂外旋，同時兩臂屈肘，兩掌向體前合抱，虎口相對。（圖3-15）

⑥接上動不停。兩掌於腹前相疊，左掌在上，右掌在下，兩掌心向內。（圖3-16）

⑦接上動不停。右手變空心拳，左掌拇指通過右拳眼，扣按

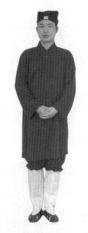

圖3-17

於右手心（勞宮穴）處，左手其他四指抱於右拳背之上。雙手環抱呈子午陰陽訣，亦即陰陽八卦手。目光內斂。（圖3-17）

⑧接上動不停。雙手環抱呈子午陰陽訣向小腹回摟，至下丹田部位，自然站立，全身放鬆，心平氣和，目光內斂，自然呼吸，意存下丹田入靜片刻。（圖3-18）

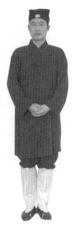

圖3-18

## 2. 捧氣貫頂

【動作圖解】

①接上動不停。左腳自然向左側橫開半步，兩腳距離與肩同寬或稍寬；兩臂自體側慢慢上抬，兩掌心向上，兩掌慢慢合於頭頂上方，兩掌心遙遙相對，用鼻子吸氣，至此氣吸滿。（圖3-19、圖3-20）

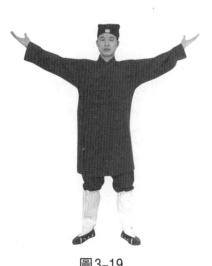

圖3-19

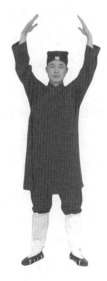

圖3-20

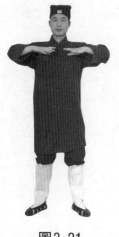 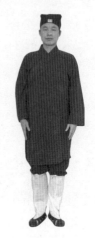

圖3-21　　　　　　　　　圖3-22

②接上動不停。用鼻子呼氣；同時，兩掌翻雙掌下按，掌心向下。（圖3-21）

③兩掌慢慢下落於身體兩側，掌心向內，呼氣結束（圖3-22）。如此重複3次。

【吐納方法】

①「抱圓守一」屬於功前調息動作。吸氣的同時環抱雙手呈陰陽子午訣，雙手放於小腹前。然後自然呼吸，意守下丹田。感受小腹部隨呼吸一起一伏。也叫胎息。一般養生愛好者學習時可不作深究。意到即可。

②「捧氣貫頂」是一組全身心調理動作。共包含3種吐納導引方法。

**呼吸法：**用鼻子吸氣，雙臂自體側慢慢上抬，雙掌心向上，再慢慢合於頭頂上方，雙手掌心遙遙相對，至此氣吸滿；然後用鼻子呼氣，同時翻雙掌下按，掌心向下。雙

手慢慢下落，垂至體側，呼氣結束。如此重複3次。

**意念法**：要有一個意識假想。吸氣時，雙目微閉，意想內視，人的身體就像一瓶渾濁的水，呼氣時，隨著雙手下按而意念自頭頂下行，身體內假想的污濁之水面也隨意念下降下行，從雙腳下的湧泉穴外泄；人體流空之處都變得非常潔靜，無色透明。所有的病氣、濁氣都隨意念水面下降而下行，由湧泉穴外泄入地。

**意識假借法**：是一種養生有效的心理暗示方法。此方法操作得當，非常有助於身心健康。習練靜坐功夫的人們，自然明白其中的玄機。這裏不一一贅述。

當然，如果習練者還沒有導引基礎，還不能控制自己的意識假借，作為一般性的養生鍛鍊，也可以只用肢體動作配合呼吸吐納，而不用意識假借這種導引方法。

【練習提示】

①初級習練者，要求肢體動作準確，鬆緊有度，自然配合呼吸。

②中級練習者，要求肢體動作的吞吐、屈伸、開合與呼吸吐納有機配合。

③高級養生者，做到肢體動作、呼吸吐納與意識導引高度融合。

④以下九式吐納法中的練習方法與此相同。

【易犯錯誤】

①「調身、調息、調心」方法不當。

②初期不容易進入練功狀態。心緒不寧。

【糾正方法】

①掌握「三調」的方法、要領，認真體會在自然、放鬆狀態下，意、氣的高度融合。

②克服急躁心理，放鬆自己的思想，不刻意追求功態。

【養生功效】

①梳理三焦。

②調節身形、心意、氣息；尤其對高血脂、高血糖、高血壓患者是一組行之有效的調理方式。

③改善神經、體液調節功能，有助於血液循環，消除疲勞。

# 第一式　疏筋活脈

【歌訣】

　　雙手抱拳意守丹；又行打躬起臂展；

　　朝山望月疏筋骨；鼻吸鼻呼是關鍵。

## 1. 抱圓守一

【動作圖解】

動作同「起勢」中的「抱圓守一」。（圖3-23～圖3-30）

## 2. 朝山望月

【動作圖解】

①接上動不停。左腳向左側方橫開半步，與肩同寬或稍寬，重心落於兩腿之間；用鼻孔吸氣，兩臂自體側慢慢

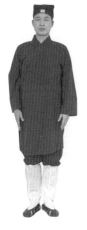

圖3-23

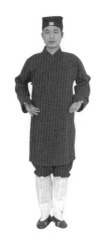

圖3-24

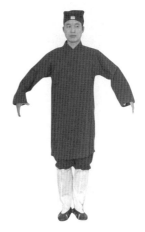

圖3-25

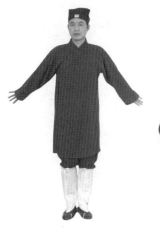

圖3-26

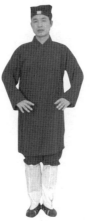

圖3-27

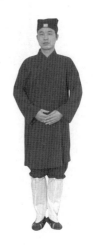

圖3-28

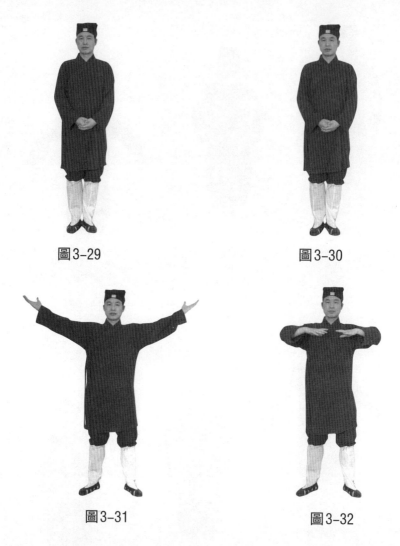

圖3-29　　　　　　　　　　圖3-30

圖3-31　　　　　　　　　　圖3-32

上抬，兩掌心向上，再慢慢合於頭頂上方，雙掌心遙遙相
對，至此氣吸滿。（圖3-31）

　②接上動不停。再用鼻子呼氣；同時，兩掌翻掌下
按，掌心向下。（圖3-32）

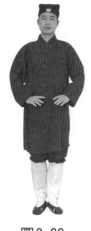

圖3-33

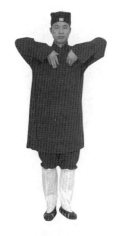

圖3-34

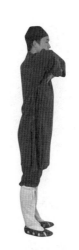

圖3-34附圖

③接上動不停。兩掌慢慢下落至小腹前，掌心向下，呼氣結束。（圖3-33）

④吸氣、收腹、挺胸；同時，兩掌心向內，輕貼於小腹前，自下而上，貼著身體（兩肘外撐）上提至胸前；同時，收左腳併於右腳旁。（圖3-34、圖3-34附圖）

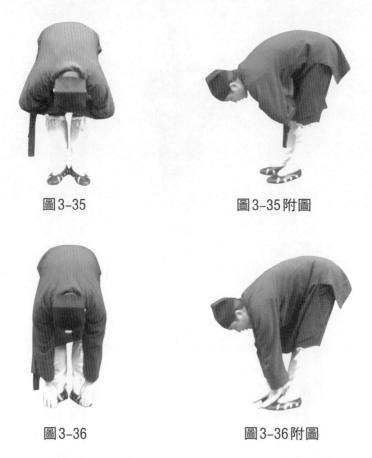

圖3-35　　　　　　　　圖3-35附圖

圖3-36　　　　　　　　圖3-36附圖

　　⑤接上動不停。兩掌貼胸向外翻轉，使手背貼於胸前；呼氣，同時身體向前彎腰，手背沿前胸、小腹、兩腿面、兩腳背自然下滑。（圖3-35及附圖、圖3-36及附圖）

　　⑥接上動不停。以手背貼身體自然摩擦，至腳背時，雙手隨手臂自然向前伸蕩。（圖3-37、圖3-37附圖）

　　⑦接上動不停。兩掌隨手臂自然向前伸蕩後，雙掌回搓，如搓衣狀；同時，吸氣。（圖3-38、圖3-38附圖）

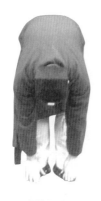

圖3-37

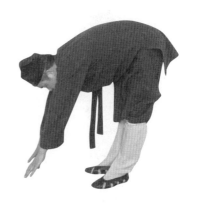

圖3-37附圖

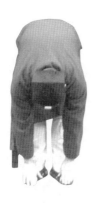

圖3-38

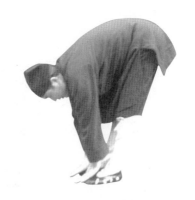

圖3-38附圖

⑧接上動不停。吸氣，直腰，身體緩緩而起；同時，兩掌掌面貼於腳背，隨之沿雙腳背、腿面、小腹自然上提。（圖3-39、圖3-39附圖）

⑨接上動不停。兩掌面貼身體自然摩擦，至小腹兩側時，兩掌分別向兩側外分，兩臂向身體兩側平舉。（圖

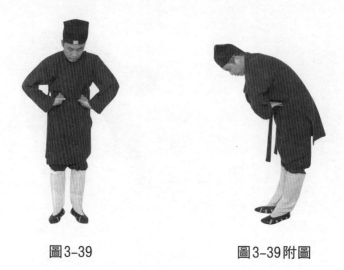

圖3-39　　　　　　圖3-39附圖

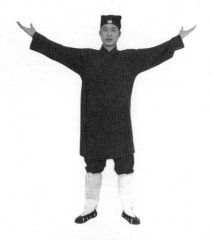

圖3-40

3-40）

⑩接上動不停。兩臂繼續向上舉至頭頂上方，然後，徐徐翻掌下按。（圖3-41、圖3-42）

如此重複3遍，或6遍，或9遍。

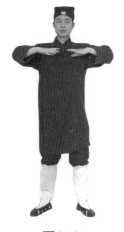

圖3-41

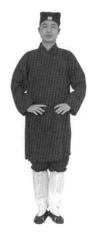

圖3-42

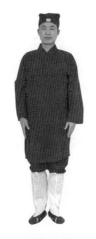

圖3-43

## 3. 按掌平氣

【動作圖解】

①接上動不停。自然站立，兩掌自然放於身體外側。
（圖3-43）

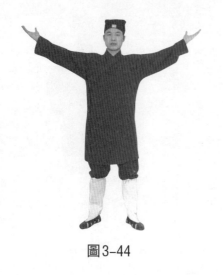

圖3-44

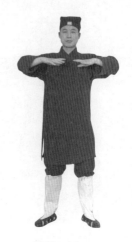

圖3-45

②接上動不停。用鼻子吸氣，兩臂自體側慢慢上抬，兩掌心向上，再慢慢合於頭頂上方，兩掌心相對，至此氣吸滿。（圖3-44）

③接上動不停。用鼻子呼氣；同時，兩掌翻掌下按，掌心向下。兩掌慢慢下落至腹前，呼氣結束。（圖3-45、圖3-46）

④接上動不停。收左腳至右腳內側，自然站立，兩掌自然放於身體兩側。（圖3-47）

如此重複3次。

【吐納方法】

①「抱圓守一」為功前調息動作。同「起勢」中「抱圓守一」的吐納方法。

②「朝山望月」整組動作要隨呼吸的節奏快慢來調整動作的速度。一般來說，吸氣舒緩；呼氣速度相對加快。

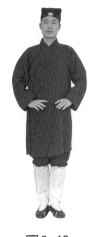

圖 3-46

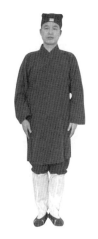

圖 3-47

這是一組「長吸長呼」的呼吸方法。同時也是「慢吸一快呼一慢吸」的呼吸方法。

③「按掌平氣」是一組全身心調理動作。

動作和呼吸方法同「起勢」中「捧氣貫頂」。用鼻子吸氣時，雙臂自體側慢慢上抬，雙掌心向上，再慢慢合於頭頂上方，雙手掌心遙遙相對，至此氣吸滿；然後用鼻子呼氣，同時翻雙掌下按，掌心向下。雙手慢慢下落，垂至體側，呼氣結束。如此重複3次。

但在運用意念過程中，「按掌平氣」講究吸氣時可意想胸腔擴張，充滿氧氣；呼氣時可意想一股氣流從印堂（上丹田）沿體前任脈線下行，至膻中（中丹田），再下行至氣海穴（下丹田）。肺活量強的練習者，如果呼氣氣息較長，可隨呼氣將意念繼續下行至湧泉穴。

「捧氣貫頂」「按掌平氣」「周天行氣」三種吐納導

引方法有異同，在第四章「常見問題解答」中有專門的解答。

【練習提示】

①根據身體素質而自主決定每組動作的習練次數，可多可少。

②通常情況，練習時每組動作都不低於3次。也可做9次或18次。

【易犯錯誤】

①做「朝山望月」下彎腰動作時，不會用腹壓的方式把體內的氣吐出；吸氣時，不能配合動作做深長吸氣。

②「朝山望月」動作是一組「慢吸—快呼—慢吸」的呼吸法，呼吸的節律把握不好，感到呼吸不協調。

【糾正方法】

①自然站立時，先試著用一隻手按壓腹部，有意識地配合收腹，同時配合呼氣。一次將氣呼完，然後放鬆，自然吸氣。

②練習開合動作時，要有意識地配合呼吸節奏。雙臂分開、雙臂合抱的速度可自行調整，並隨著動作速度調整呼吸速度。

【養生功效】

①對內臟疾患以及便秘、腰腿痛、高血壓等能起到一定的緩解作用。

②對腰、腿部軟組織損傷、彎腰不便，脊柱側彎，腿部酸痛麻木及屈伸不利等有較好的輔助療效。

## 第二式 調理氣血

【歌訣】

　　雙手抱拳意守丹；抱圓守一靜氣站；

　　風擺楊柳調氣血；下擺深吸仰呼短。

### 1. 抱圓守一

【動作圖解】

同「起勢」中的「抱圓守一」。（圖3–48～圖3–55）

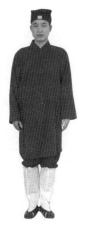

圖3–48

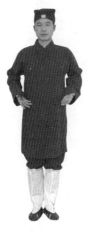

圖3–49

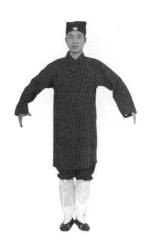

圖3–50

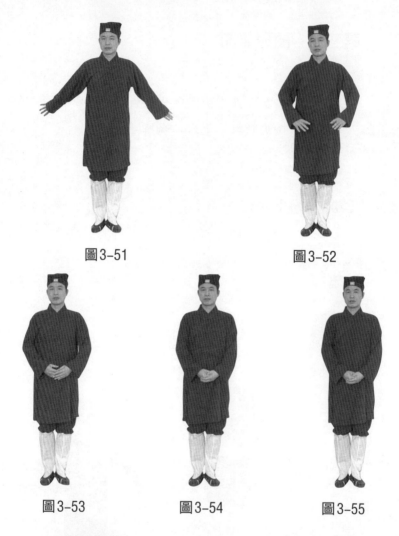

圖3-51　　　　　　　圖3-52

圖3-53　　　　圖3-54　　　　圖3-55

## 2. 風擺楊柳

【動作圖解】

（分左右勢練習，以左勢為例）

①接上動不停。用鼻子吸氣，雙臂自體側慢慢上抬，

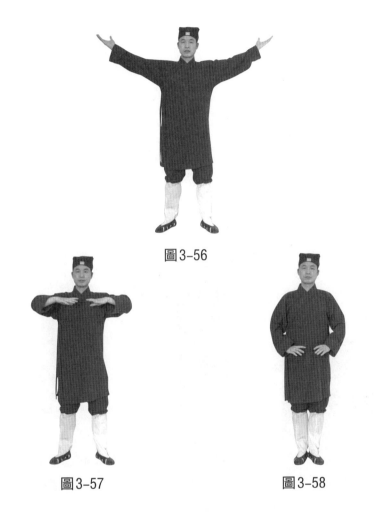

圖3-56

圖3-57　　　　　　　　　圖3-58

雙掌心向上，再慢慢合於頭頂上方，雙手掌心遙遙相對，
至此氣吸滿。（圖3-56）

　　②接上動不停。用鼻子呼氣；同時，兩掌翻掌下按，
掌心向下。雙手慢慢下落至腹前，下落的同時徐徐呼氣。
（圖3-57、圖3-58）

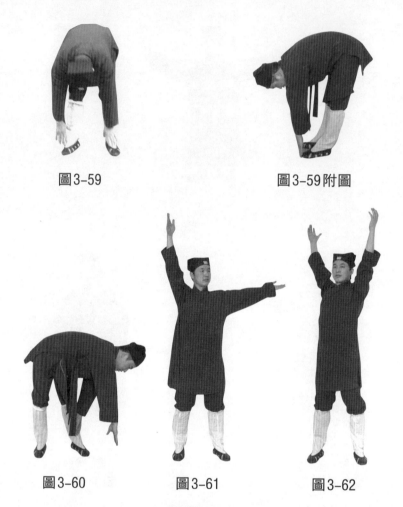

圖3-59　　　　　　　　　　圖3-59附圖

圖3-60　　　　圖3-61　　　　圖3-62

　　③接上動不停。腰部放鬆,身體自然向前、向下前屈
彎腰;兩臂完全放鬆隨身體前屈,儘量雙掌觸地;同時口
閉,用鼻孔短促噴氣。(圖3-59、圖3-59附圖)

　　④接上動不停。身體向左側上方擺臂轉體;同時,用
鼻孔緩緩吸氣。(圖3-60～圖3-62)

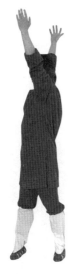

圖3-63

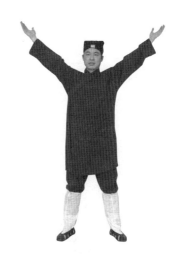

圖3-64

⑤接上動不停。身體繼續向右轉，雙臂直立上舉，頭後仰，然後雙臂不動，身體慢慢向右轉動。鼻孔緩緩吸氣。（圖3- 63）

⑥接上動不停。雙臂不動，身體向右轉到不能轉動時，再向左轉到正面；同時，鼻孔緩緩吸氣，吸到不能再吸氣時，閉氣片刻。（圖3-64）

⑦接上動不停。兩鼻孔短促噴氣；同時，兩腳跟隨噴氣抬起，雙手向上方自然上伸，頭後仰。（圖3-65）

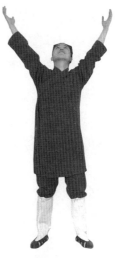

圖3-65

⑧接上動不停。身體繼續向右轉，轉至不能轉動時

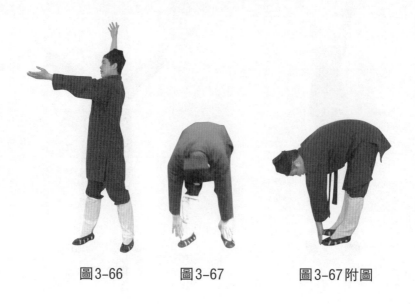

圖3-66　　　　圖3-67　　　　圖3-67附圖

（圖3-66），雙臂放鬆，由右上方緩緩向身體前下方下落；同時，伴隨著鼻孔緩緩吸氣；至不能再吸時，突然用鼻腔短促噴氣，使放鬆的雙手突然觸地。（圖3-67、圖3-67附圖）

　　右邊練完再向左擺臂轉體，重複上述動作3次或6次或9次。

　　⑨右勢動作及呼吸方法與左勢相同。唯方向相反。（圖3-68～圖3-77）

　　左邊練完再向右擺臂轉體，重複上述動作3次或6次或9次。

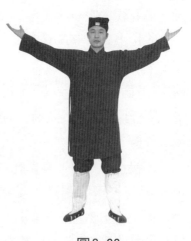

圖3-68

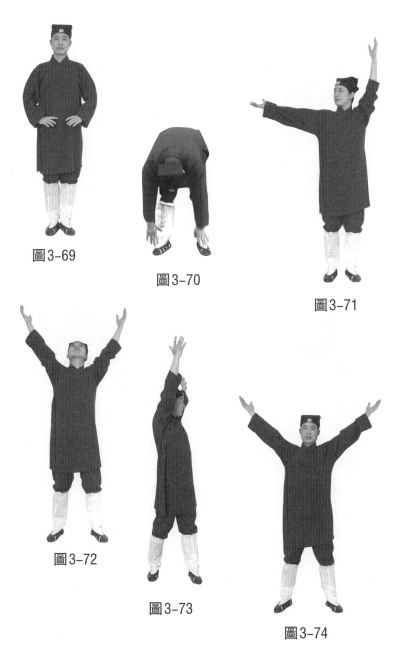

圖3-69

圖3-70

圖3-71

圖3-72

圖3-73

圖3-74

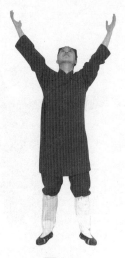

圖3-75

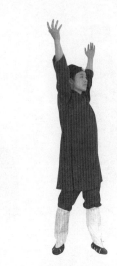

圖3-76

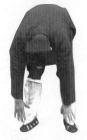

圖3-77

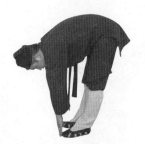

圖3-77附圖

## 3. 按掌平氣

【動作圖解】

①接上動不停。用鼻子吸氣，雙臂自體側慢慢上抬，雙掌心向上，再慢慢合於頭頂上方，雙手掌心遙遙相對，至此氣吸滿。（圖3-78）

②接上動不停。用鼻子呼氣；同時，兩掌翻掌下按，

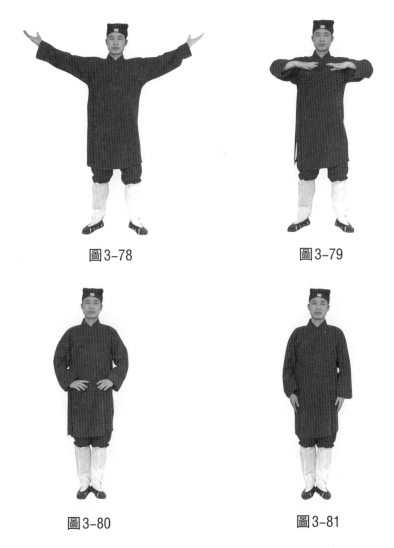

圖3-78

圖3-79

圖3-80

圖3-81

掌心向下。雙手慢慢下落至腹前，呼氣結束。（圖3-79、圖3-80）

③接上動不停。收左腳至右腳內側，自然站立，兩手自然放於身體兩側。（圖3-81）

如此重複3次。

【吐納方法】

①「抱圓守一」為功前調息動作。同「起勢」中「抱圓守一」的吐納方法。

②「風擺楊柳」是一組「長吸短呼」的呼吸吐納方法。在運功的過程中，全身放鬆，在動作起伏、轉體時，用鼻吸氣，而且要求細、長、慢、勻，待氣吸滿後，動作同時到位定型；當彎腰上體向前、向下時，腰部、上體放鬆，靠彎腰時擠壓腹部將體內之氣從鼻孔快速噴出。

③「按掌平氣」是一組全身心調理動作。同第一式「疏筋活脈」中的吐納方法。

【練習提示】

①整組動作要隨呼吸的節奏快慢來調整動作的速度。一般來說，吸氣舒緩；噴氣短促。

②習練次數可多可少，隨身體素質而自主決定。

③通常情況下，每組動作左右勢練習都不低於3次。

【易犯錯誤】

①「長吸短呼」的呼吸吐納方法，掌握不好。特別是短呼氣時，前彎腰靠腹壓的作用，快速、短促噴氣，常常由於方法不當，做得軟弱無力。

②起身轉腰時，不能夠按照要求左旋右轉或右旋左轉，不能做到較長時間的吸氣。

【糾正方法】

①做單式噴氣訓練。自然吸一口氣，突然收腹，同時用鼻子短促噴氣。一噴即鬆，一鬆即吸氣。吸氣可慢並且

持續時間可稍長。

②要求動作準確、規範。多做模仿訓練。條件允許的，可以不斷請教練進行糾正。

【養生功效】

①對自我調理氣血流暢有幫助。

②對跌打損傷沉淤者，有自然輔助療養功效。

③腰部的側轉，使脊椎充分旋轉，可增強腰部肌肉力量，也可防止腰部的脂肪堆積。

④「腰為腎之府」。尾閭運轉，可起到強腰補腎、強筋健骨的自我保健功用。

## 第三式 清神益筋

【歌訣】

抱圓守一靜氣站；搖櫓貴在雙掌按；

上下三次納一氣；一按一噴走連環。

### 1. 抱圓守一

【動作圖解】

同「起勢」中「抱圓守一」。（圖3-82～圖3-89）

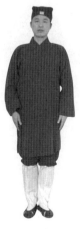
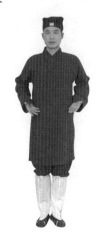

圖3-82　　　　圖3-83

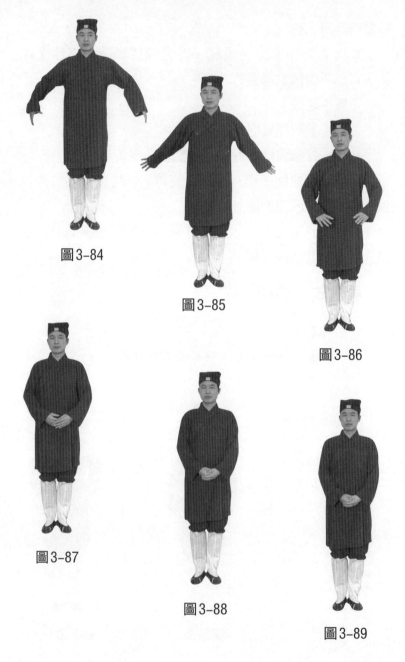

圖3-84

圖3-85

圖3-86

圖3-87

圖3-88

圖3-89

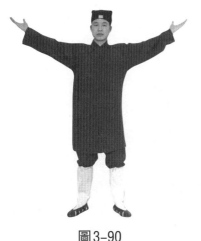

圖3-90

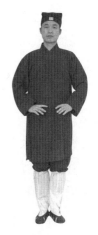

圖3-91

## 2. 漁翁搖櫓

【動作圖解】

①接上動不停。兩臂向身體兩側平舉。（圖3-90）

②接上動不停。繼續向上舉至頭頂上部；然後，徐徐翻掌下按。（圖3-91）

如此重複呼吸3次。

（以下分左、右勢練習，以右勢為例）

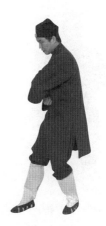

圖3-92

③接上動不停。身體右轉，同時右掌變拳屈臂向腰中回拉，拳心向上，左掌變拳隨轉體向下按壓，拳心向下。（圖3-92）

④接上動不停。身體左轉，同時左拳屈臂向腰中回拉，變拳心向上，右掌隨轉體向下按，變拳心向下。（圖3-93）

⑤接上動不停，身體再向右轉，同時右拳屈臂向腰中回拉，變拳心向上，左拳隨轉體向下按，變拳心向下，同時身體隨吸氣上浮，兩腳跟離地。（圖3-94）

⑥接上動不停。身體轉正，同時左拳屈臂向腰中回拉，變拳心向上，右拳隨體轉用力向下按壓，變拳心向下同時用鼻腔快速噴氣，身體下沉，兩腳跟落地。（圖3-95）

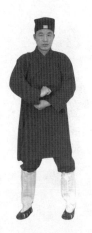

圖3-93

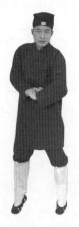

圖3-94

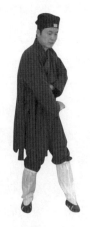

圖3-95

⑦接上動不停。身體右轉，同時微閉氣，隨之輕抬兩腳跟。（圖3-96）

⑧接上動不停。右拳屈臂向腰中回拉，變拳心向上，同時左拳隨轉體用力向下按壓，變拳心向下。（圖3-97）

⑨接上動不停。身體左轉，同時微閉氣，隨之輕抬雙腳跟。（圖3-98）

⑩接上動不停。左拳屈臂向腰中回拉，變拳心向上；同時，右拳隨轉體用力向下按壓，變拳心向下。（圖3-99）

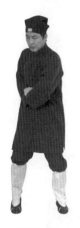

圖3-96

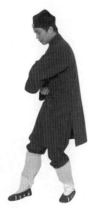

圖3-97

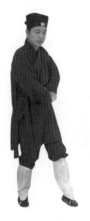

圖3-98

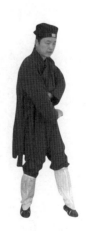

圖3-99

### 3. 按掌平氣

【動作圖解】

同第二式「調理氣血」中「按掌平氣」（圖3–100～
圖3–103）。

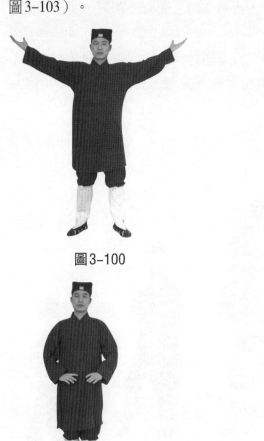

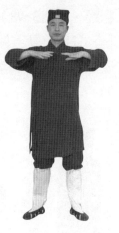

圖3–100　　　　　　　　　圖3–101

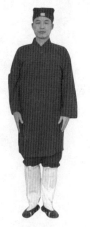

圖3–102　　　　　　　　　圖3–103

這一組動作重複做3次。

【吐納方法】

①「抱圓守一」為功前調息動作。同「起勢」中「抱圓守一」的吐納方法。

②「漁翁搖櫓」是一組「長吸短呼」又是「一吸三呼」的呼吸吐納方法。通常情況下，吸氣舒緩；呼氣速度相對加快並短促有力。此為呼吸吐納特色所在。動作圖解①②整組動作要隨呼吸的節奏快慢來調整動作的速度。③④⑤這一組動作過程，用鼻吸氣一次；⑥⑦⑧⑨⑩這一組動作過程，用鼻噴氣三次。③④⑤⑥⑦⑧⑨⑩整組動作要隨呼吸的快慢節奏來調整動作的速度。

③「按掌平氣」是一組全身心調理動作。同第一式「疏筋活脈」中的吐納方法。

【練習提示】

①「漁翁搖櫓」左勢與右勢動作、呼吸方法相同，僅僅是左、右手或拳或掌的變化不同。

習練次數可多可少，隨身體素質而自主決定。一般個人訓練，以一個呼吸為1次，3次為度。

②吸氣時一定要實胸收腹，腳跟隨之抬起，然後合全身力量下壓，腳跟跺地，急速呼氣，氣沉丹田。

③動作重複3次，即深吸一口氣，分3次噴出。

【易犯錯誤】

①呼吸方法不當。初期練習時，做不到「一吸三呼」。一般「一吸二呼」時，氣已經呼完，並且出氣無力。

②做「漁翁搖櫓」吸氣配套動作時，做不到左右轉

腰，造成吸氣不夠充足。

③做「漁翁搖櫓」吸氣配套動作時，兩拳的纏轉速度把握不好，速度過快，也會造成吸氣不足。

④做「漁翁搖櫓」吸氣配套動作時，兩拳的纏轉不協調，吸氣不能提肛收腹，含胸拔背，造成吸氣時間不夠長。呼氣時，不能雙腳跟同時跺地，噴氣氣力不足。

【糾正方法】

①單式操練「一吸三呼」吐納法。

訓練時，先不加任何力，自然呼吸，先吸一口氣，微閉（1秒鐘即可），隨即自然分3次呼氣。

訓練適應之後，逐步加長吸氣，微閉（2秒鐘即可），呼氣時微加力，分3次呼氣，呼氣時，盡量做到短促有力。

②掌握上述呼吸方法後，吸氣時配合兩握拳的纏轉和左右轉腰，促使吸氣的時間自然加長，增強肺活量。

③做「漁翁搖櫓」吸氣配套動作時，兩拳纏轉吸氣的同時，提肛收腹，含胸拔背，以腳掌著地，雙腳跟自然抬起，形成武當純陽門中獨特的身型——鶴膝龜背；呼氣時，腳跟跺地。

【養生功效】

1. 引氣固守下焦，具有健腦清神、益筋強腳之功用。

2. 腰腹轉動，雙手握拳纏轉，引導內氣運行，可增強脾胃的運化功能。

3. 噴氣收腹，對消化器官進行體內按摩，可防治消化不良、腹脹納呆，便泌腹瀉等症狀。

## 第四式　護膝扶傷

【歌訣】

　　抱圓守一靜氣站；周天行氣做二遍；

　　摟膝圓歸護關節；呼吸配合雙膝旋。

### 1. 抱圓守一

【動作圖解】

　　動作分解同「起勢」中的「抱圓守一」。（圖3-104～圖3-111）

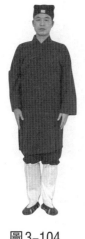

圖3-104

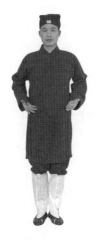

圖3-105

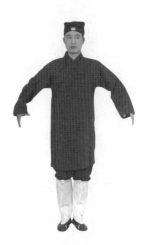

圖3-106

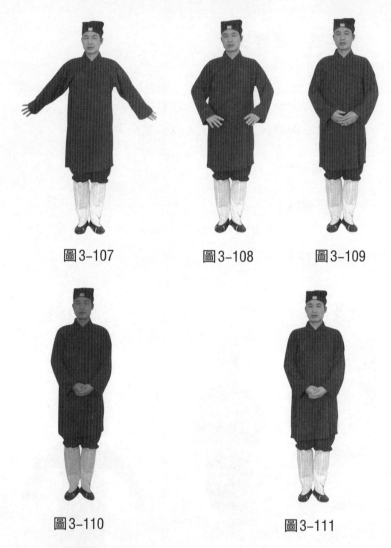

圖3-107　　　　圖3-108　　　　圖3-109

圖3-110　　　　　　　圖3-111

## 2. 周天行氣

【動作圖解】

①接上動不停。左腳向左橫開半步，與肩同寬或稍

寬。鼻吸氣，兩臂自體側慢慢上抬，兩掌心向上，再慢慢合於頭頂上方，兩手掌心遙遙相對，至此氣吸滿。（圖3-112）

②接上動不停。鼻孔呼氣；同時，兩掌翻掌下按，掌心向下。兩手慢慢下落至腹前，呼氣結束。（圖3-113、圖3-114）

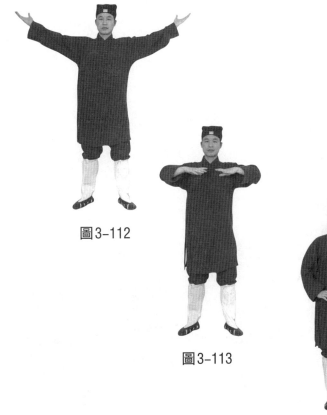

圖3-112

圖3-113

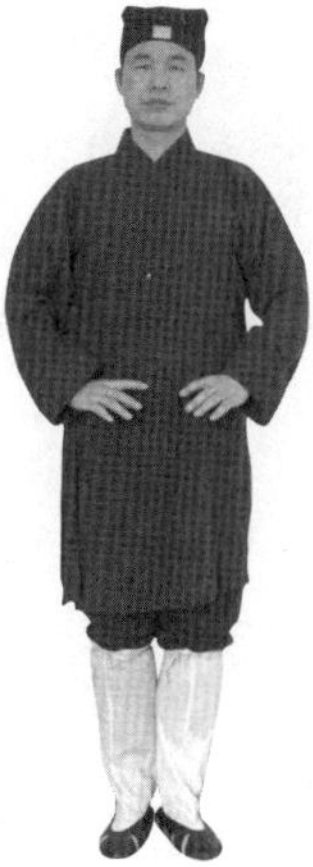

圖3-114

③接上動不停。收左腳至右腳內側，自然站立，兩臂自然放於兩大腿外側。（圖3–115）

如此重複2次。

### 3. 摟膝圓歸

【動作圖解】

①接上動作。身體向前彎曲，兩手掌扶按膝關節部位，兩腿伸直。（圖3–116）

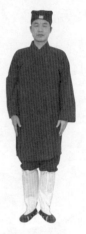

圖3–115

②接上動不停。兩腿以膝關節為軸，先向左、向前、向右、向後、再向左旋轉畫圓圈。（圖3–117～圖3–120）

連續做3次為一組，通常狀況最少做3組，多做不限。

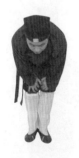

圖3–116

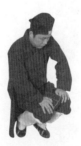

圖3–117

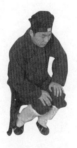

圖3–118

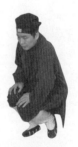

圖3–119

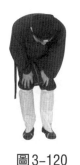

圖3-120

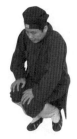

圖3-121

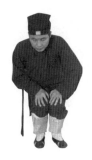

圖3-122

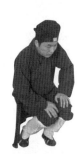

圖3-123

③接上動不停。按①②同樣的方法，再向反方向按膝畫圓。（圖3-121～圖3-123）

連續做3次為一組，通常情況最少做3組，多做不限。

④接上動不停。身體向前彎曲，兩手掌扶按膝關節部位，兩腿伸直。（圖3-124）

⑤接上動不停。自然蹲下，全腳掌著地，兩手掌扶按膝關節部位不變。（圖3-125）

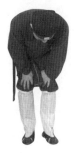

圖3-124

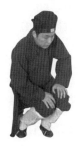

圖3-125

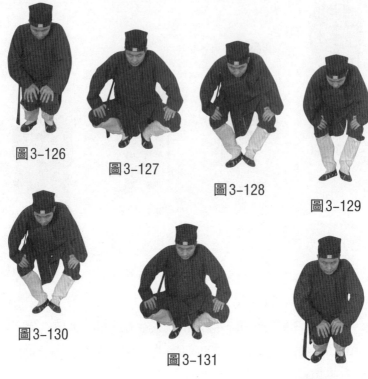

圖3-126

圖3-127

圖3-128

圖3-129

圖3-130

圖3-131

圖3-132

⑥接上動不停。兩掌分別按壓膝關節；同時，分別先向前、再向外、再向內、向前按膝畫弧。（圖3-126～圖3-129）

連續做3次為一組，通常情況最少做3組，多做不限。

⑦接上動不停。兩掌分別按壓膝關節；同時，再向反方向按膝畫圓。（圖3-130～圖3-132）

連續做3次為一組，通常情況最少做3組，多做不限。

⑧接上動不停。兩掌扶膝，兩腿直立而起，身體向前彎曲，再緩緩直腰，自然站立。（圖3-133、圖3-134）

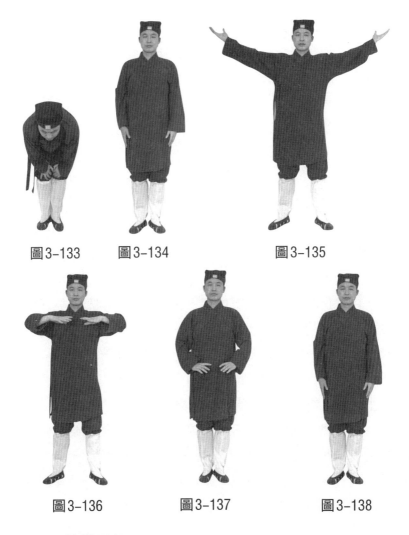

圖3-133　　圖3-134　　　　圖3-135

圖3-136　　　　圖3-137　　　　　圖3-138

## 4. 按掌平氣

【動作圖解】

　　同第二勢「調理氣血」中「按掌平氣」，這一組動作重複做3次。（圖3-135～圖3-138）

【吐納方法】

①「抱圓守一」為功前調息動作。同「起勢」中「抱圓守一」的吐納方法。

②「周天行氣」是一組慢、長、細、勻的「長吸長呼」呼吸吐納方法。整組動作要隨呼吸的快慢節奏來調整動作的速度。練習過周天功，或道內稱「河車運轉」的可以在一開一合的動作過程中，使體內氣機運行一個小周天。

意念的過程是：隨著手臂的開合，同時吸氣，意想一股真氣從足底的湧泉穴源源不斷地吸入並隨體後的兩腿、後背的膀胱經部位逐步上升，至氣呼滿時，意想上到百會穴，下到上齶內的「上鵲橋」；然後呼氣，意想真氣隨呼氣下行，過咽喉，下到膻中穴，經中脘穴，到氣海穴，真氣分兩支，同時沿兩腿面（胃經）下走，最後到足底的湧泉穴，形成一個「周天」。這個過程叫「周天行氣」。

「周天行氣」與「捧氣貫頂」「按掌平氣」的異同，在第六章「常見問題解答」中有專門的解答。

③「摟膝圓歸」這組動作要隨動作的快慢節奏來調整呼吸的速度，一開一合，一呼一吸，自然配合。一般情況，下蹲呼氣，起立吸氣。整組動作要隨動作的快慢節奏來調整呼吸的速度。

【練習提示】

①初步學習「摟膝圓歸」這組動作時，手扶按膝關節自左向右畫弧3次，再自右向左畫弧3次，然後，前後開合3次，後前開合3次。

②「摟膝圓歸」動作分解練習時，注意動作的協調配

合。

【易犯錯誤】

①下蹲時，蹲不下去。特別是腿部有關節炎等其他疾患或腿筋僵硬的練習者，下蹲吃力，甚至會摔倒。

②下肢無力，兩腿螺旋旋轉時很吃力，造成旋轉幅度不夠，影響練功康復效果。

③呼吸與動作配合不協調。

【糾正方法】

①下蹲時，雙腳併立，彎腰雙手扶住雙膝，慢慢做下蹲練習。下蹲時，配合呼氣；起身時，雙手用力支撐雙膝，輔助站立起來，同時呼氣。

如此重複練習，腿筋逐步啟動、拉長並有力，直至蹲起自如。

②起初練習兩腿螺旋旋轉動作時，身體微蹲即可。直到動作熟練後，再逐步加大兩腿螺旋旋轉動作幅度。

如此重複練習就一定會改變現狀。

③把握規律，即：下蹲時，配合呼氣；起身時，配合吸氣；雙腿下蹲分開時，配合呼氣；雙腿合併起身時配合吸氣。

如此配合練習，就可以克服呼吸與動作不協調的問題。

【養生功效】

①增強下肢平衡支撐力量，保持腿部氣血暢通。

②對膝、踝關節酸痛無力，膝關節髕下脂肪墊勞損及膝關節內外側副韌帶損傷等陳舊性損傷和關節炎等慢性疾病有輔助療效。

③因髖、膝關節活動不利，下肢屈伸困難而引起的下肢肌肉萎縮及坐骨神經痛等有明顯調節作用。

## 第五式　脈氣運行

【歌訣】

運轉周天行氣緩；自在甩打臂如鞭；

上下七星慢敲拍；吐納全憑隨腰轉。

### 1. 抱圓守一

【動作圖解】

同「起勢」中的「抱圓守一」。（圖3–139～圖3–146）

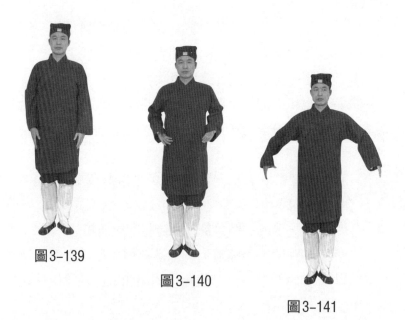

圖3–139

圖3–140

圖3–141

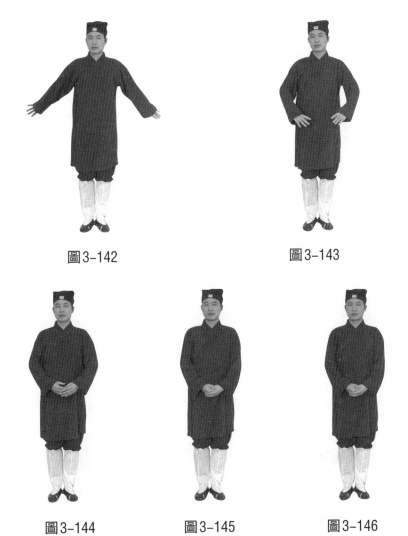

圖3-142

圖3-143

圖3-144

圖3-145

圖3-146

## 2. 周天行氣

【動作圖解】

①接上動不停。自然站立，兩手自然放於身體外側。

（圖3-147）

②接上動不停。動作同第四式「護膝扶傷」中的「周天行氣」。（圖3-148～圖3-150）

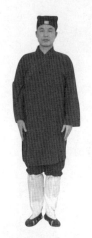

圖3-147

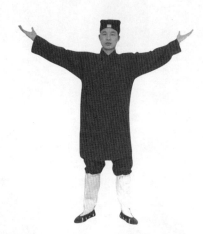

圖3-148

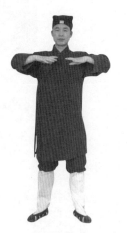

圖3-149

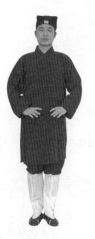

圖3-150

## 3. 七星排打

【動作圖解】

①接上動不停。兩臂放鬆，以腰擺動帶動上體左右轉體；同時，兩掌自然拍打身體前後。（圖3-151）

②接上動不停。同時拍打命門穴部位的下丹田（氣海穴）。（圖3-152～圖3-154）

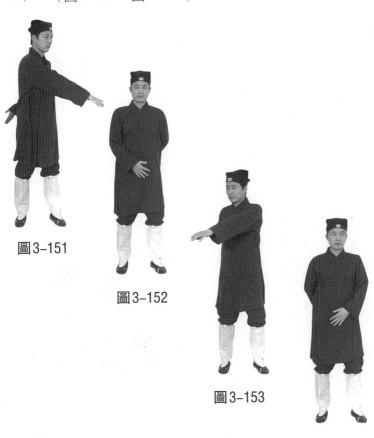

圖3-151

圖3-152

圖3-153

圖3-154

③接上動不停。同時拍打命門穴部位的中脘穴部位。
（圖3-155～圖3-158）

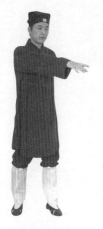

圖3-155

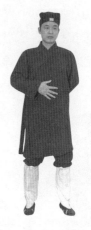

圖3-156

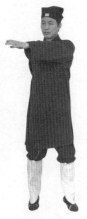

圖3-157

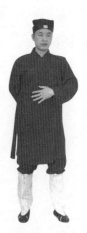

圖3-158

④接上動不停。同時拍打命門穴部位的膻中穴部位。
（圖3-159～圖3-162）

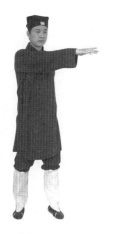

圖3-159

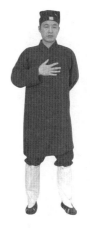

圖3-160

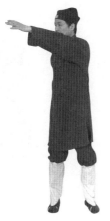

圖3-161

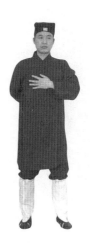

圖3-162

　　⑤接上動不停。同時拍打命門穴部位的左右中府穴部位。（圖3-163～圖3-167）

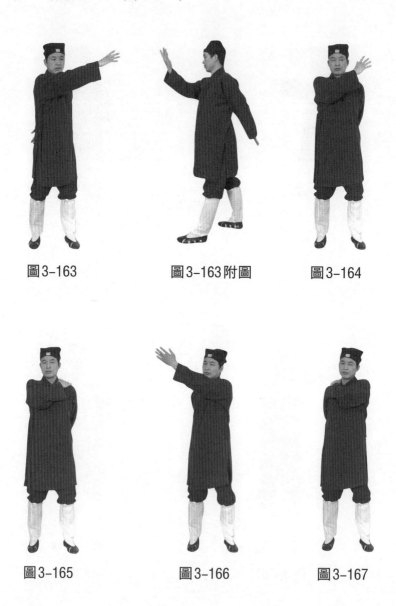

圖3-163　　　　　圖3-163附圖　　　　圖3-164

圖3-165　　　　　圖3-166　　　　　圖3-167

⑥接上動不停。同時拍打命門穴部位的肩井穴部位。
（圖3-168～圖3-172）

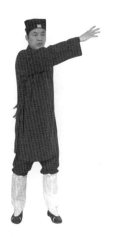
圖3-168

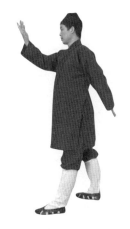
圖3-168附圖

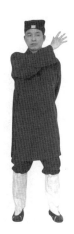
圖3-169

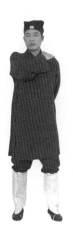
圖3-170

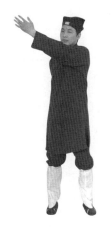
圖3-171

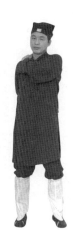
圖3-172

⑦接上動不停。同時拍打命門穴部位的百會穴部位。
（圖3-173～圖3-176）

⑧接上動不停。再由頭部（百會穴）逐步向下拍打到
小腹和命門。

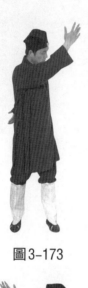

圖3-173

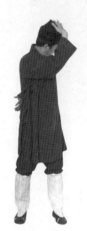

圖3-174

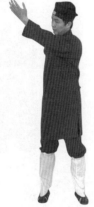

圖3-175

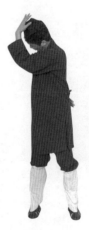

圖3-176

具體步驟：

同時拍打命門穴部位的肩井穴部位。（圖3-177～圖3-181）

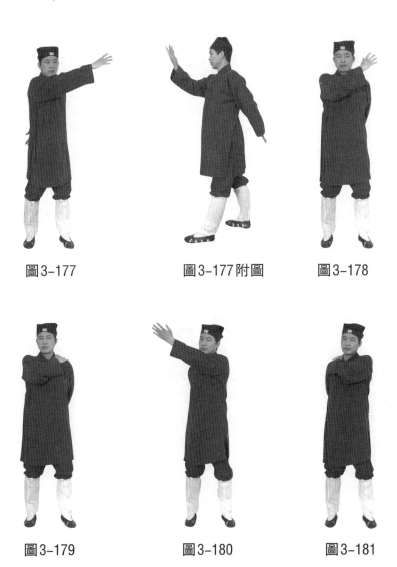

圖3-177　　　　　圖3-177附圖　　　　　圖3-178

圖3-179　　　　　圖3-180　　　　　圖3-181

　　同時拍打命門穴部位的左右中府穴部位。（圖3–
182～圖3–186）

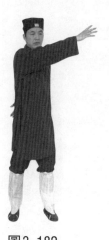
圖3–182

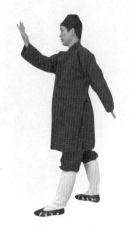
圖3–182附圖

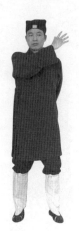
圖3–183

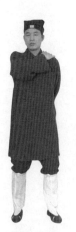
圖3–184

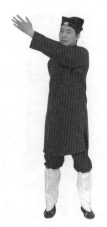
圖3–185

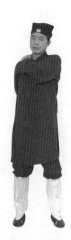
圖3–186

同時拍打命門穴部位的膻中穴部位。（圖3-187～圖3-190）

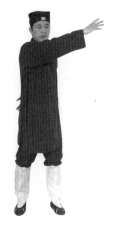

圖3-187

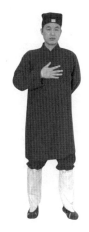

圖3-188

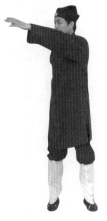

圖3-189

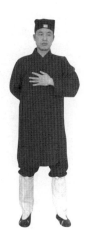

圖3-190

同時拍打命門穴部位的中脘穴部位。（圖3-191～圖3-194）

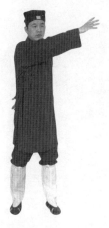

圖3-191

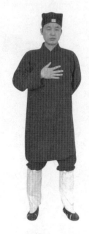

圖3-192

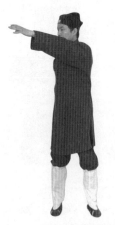

圖3-193

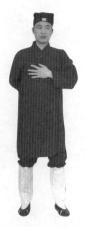

圖3-194

同時拍打命門穴部位的下丹田（氣海穴）。（圖3–195～圖3–198）

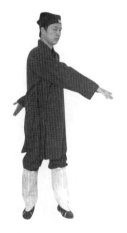

圖3–195

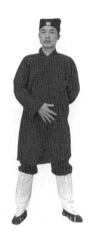

圖3–196

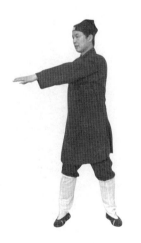

圖3–197

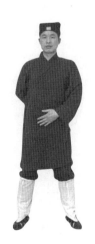

圖3–198

## 4. 按掌平氣

【動作圖解】

同第二式「調理氣血」中的「按掌平氣」。（圖3-199～圖3-202）

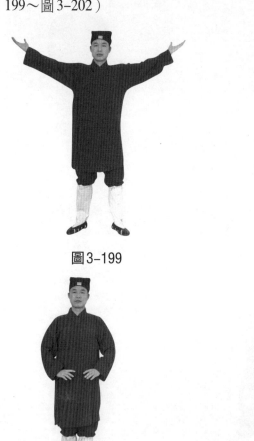

圖3-199

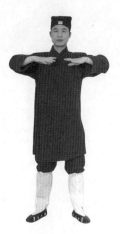

圖3-200

圖3-201

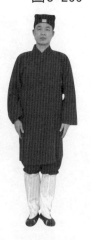

圖3-202

這一組動作重複做3次。

【吐納方法】

①「抱圓守一」為功前調息動作。同「起勢」中「抱圓守一」的吐納方法。

②「周天行氣」這是一組以慢、長、細、勻的「長吸長呼」的呼吸吐納方法。整組動作要隨呼吸的快慢節奏來調整動作的速度。練習過周天功，或道內稱「河車運轉」的可以在一開一合的動作過程中，使體內氣機運行一個小周天。

意念的過程是：同第四式「護膝扶傷」中的「周天行氣」。

「周天行氣」與「捧氣貫頂」「按掌平氣」的異同，在第六章「常見問題解答」中有專門的解答。

③「七星拍打」整組動作要隨呼吸的快慢節奏來調整動作的速度；同時，每當敲打時，要短促呼氣，並且所擊打部位的肌肉有所收緊。

④「按掌平氣」是一組全身心調理動作。同第一式「疏筋活脈」中的「按掌平氣」。

【練習提示】

①「七星拍打」所指的七個部位：後腰（命門穴部位）、後背（五臟俞穴部位）、中腹（氣海穴部位）、上腹（中脘穴部位）、兩側胸上部（中府穴部位）、兩側肩部（肩井穴部位）、頭頂（百會穴部位）。

②拍打順序如下：

先以小腹（下丹田：氣海穴）和腰椎（命門穴）為拍

打起點，順次沿人體任脈和督脈上行拍打，按照命門穴、氣海穴上行到中脘穴、膻中穴、左右中府穴至喉嚨部位後，再向兩肩（肩井穴）甩打，最後再拍打到頭部百會穴。

③拍打頭部時，左掌拍打右腦，右掌拍打左腦，注意轉動頸部；拍打力度因人而異。

④通常情況，左右手拍打穴位部位3次。多則不限，因人而異。

【易犯錯誤】

①拍打部位不準確。

②拍打力度把握不好。

③拍打時引氣不當，用力不當，會誤傷自己。

【糾正方法】

①瞭解人體基本經絡穴位結構，掌握被拍打穴位部位的大致方位。可以先對照人體結構示意圖，進行自我輕度拍打，直到熟練操作。

②拍打力度由輕而重，逐步加力。由於個人體質、身體素質不同，承受擊打的能力也有差異，拍打時，要以自己要能夠承受自己擊打為度。

③每當拍打身體不同部位時，做到意到、氣到，拍打的力到。用意、用氣，最後用力，三結合，自然能夠提升功效。

【養生功效】

①拍打任督二脈，利於體內氣機自然運行。二脈開，百病消。

②補腎強腰,緩解勞損。

③平衡陰陽,增強內臟功能。

# 第六式　強心潤肺

【歌訣】

　　雙手抱拳意守丹;擴胸托氣三步連;

　　開胸破槽心前頂;一聲長氣衝鼻端。

## 1. 抱圓守一

【動作圖解】

動作分解同「起勢」中的「抱圓守一」。(圖3-203～圖3-210)

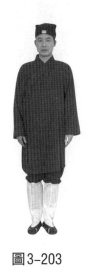

圖3-203

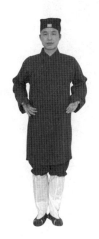

圖3-204

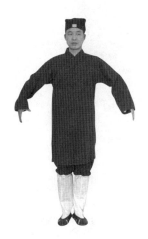

圖3-205

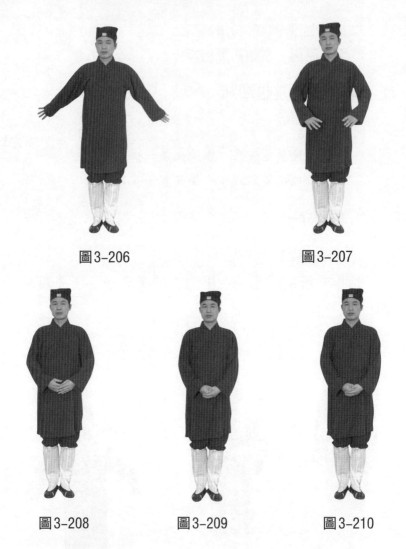

圖3-206　　　　　　圖3-207

圖3-208　　　圖3-209　　　圖3-210

## 2. 開胸破槽

【動作圖解】

①接上動不停。身體右轉，收左腳於右腳跟內側，腳

尖點地成左丁步;同時兩掌向兩側分開再向胸前上抄成十字手。目視左前方。(圖3-211)

②接上動不停。左腳向左側前方弧形上步,左右腳互換,連續走三步。(圖3-212~圖3-214)

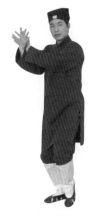

圖3-211

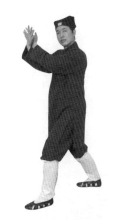

圖3-212

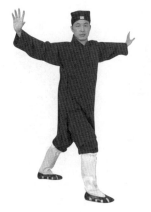

圖3-213

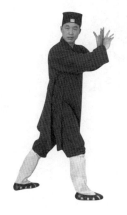

圖3-214

③接上動不停。左步在前，成左弓步；兩手向兩側用力擴開，雙手呈立掌，身體微向前傾，胸部向前頂，力達心窩處。（圖3–215、圖3–216）

④接上動不停。身體重心後移到右腿，收左腳於右腿內側成左丁步；同時兩掌向兩側向下、向上、再向胸前上抄成十字手。（圖3–217）

⑤接上動不停。左腳向左側前方弧形上步，左右腳互換，連續走三步。（圖3–218～圖3–220）

⑥接上動不停。右步在前成右弓步；兩手向兩側用力擴開，雙手呈立掌，身體微向前傾，胸部向前頂，力達心窩處。（圖3–221、圖3–222）

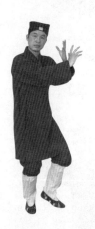

圖3–215

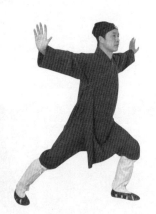

圖3–216

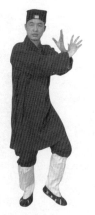

圖3–217

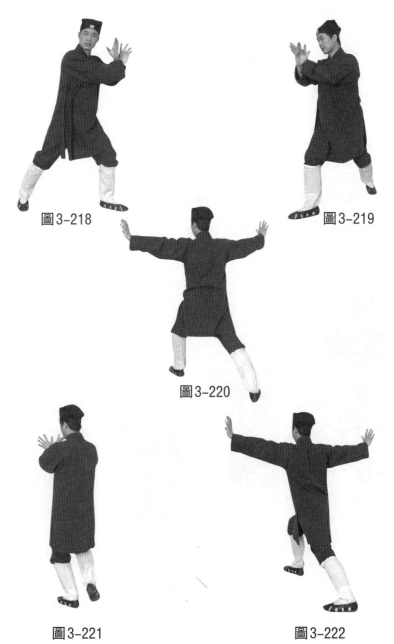

圖3-218

圖3-219

圖3-220

圖3-221

圖3-222

　　上面向左、右走「S」步各呼氣1次，共呼氣2次為一組。連續做3組。也可以做6組或更多，要因人而異。

　　⑦接上動不停。身體左轉，重心移於左腿，回收右腿成右丁步；雙手交叉放於胸前成十字手。（圖3-223）

　　⑧接上動不停。右腳自然向身體右後方撤半步，身體右轉，重心位於兩腿之間，兩臂外撐，兩掌內旋成俯掌，掌心向下。（圖3-224）

　　⑨接上動不停。兩掌慢慢下按至小腹前，然後自然向身體兩側分開，垂至體側，自然站立。（圖3-225、圖3-226）

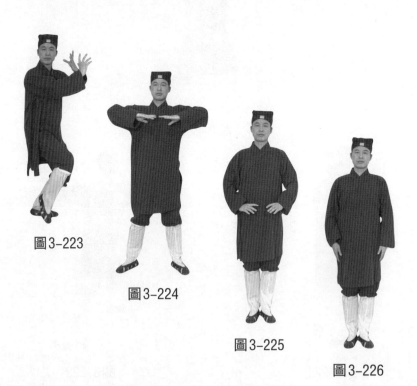

圖3-223

圖3-224

圖3-225

圖3-226

## 3. 按掌平氣

【動作圖解】

同第二式「調理氣血」中的「按掌平氣」。（圖3-227～圖3-230）

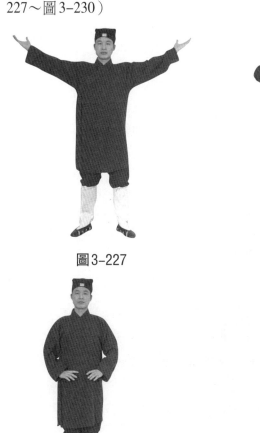

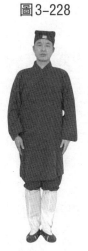

圖3-227

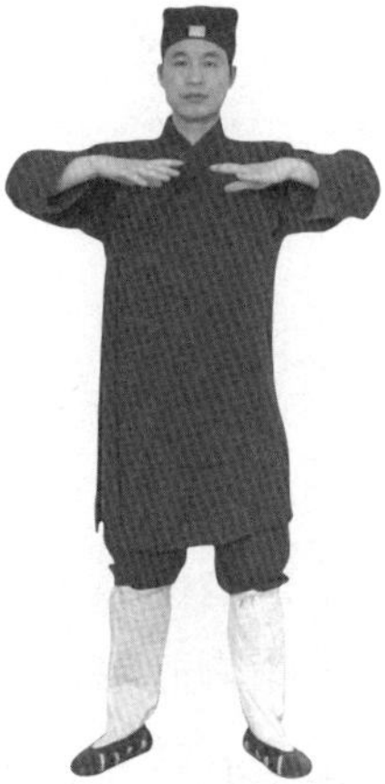

圖3-228

圖3-229

圖3-230

這一組動作重複做3次。

【吐納方法】

①「抱圓守一」為功前調息動作。同「起勢」中「抱圓守一」的吐納方法。

②「開胸破槽」每走一個「S」為半組，呼吸一次。一組動作，步法運行軌跡為太極圖「8」字圈。用鼻孔長吸氣，短粗呼氣。

向左、右走「S」步各呼氣一次，共呼氣2次，為一組。連續做3組。

③「按掌平氣」是一組全身心調理動作。同第一式「疏筋活脈」中的「按掌平氣」。

【練習提示】

「開胸破槽」的走步動作細節：

①重心在左腳，雙掌心向上收於腹前，右腳虛點；

②第一步自右腳開始，踏上太極一個頂點，右手收至腰側；

③第二步左腳上踏，雙手自身側畫內弧，自身後上升，至與肩平，兩手下垂；

④第三步時雙手自身後收回至腰側，第四步向身前展至腹前；

⑤第五步時雙手自胸前外展擴胸，兩手與兩肩平，豎掌；

⑥只有第五步是一個大弓步，其他步子是自然步；

⑦走到第五步後，右腿撤至左腿前，右腿虛點，雙手重新收到腹前；

⑧第二輪五步動作同上。

【易犯錯誤】

①走「Ｓ」步與動作不能有機配合。

②走「Ｓ」步時動作與呼吸不能有機配合。

③擴胸時，沒有讓胸部前頂。

④定式擴胸前頂時，長呼氣的氣流不足、氣量不夠，不能發聲。

【糾正方法】

①先學走「Ｓ」步，再附加動作，多做模仿，逐步協調一致。

②先不按規範動作走步，同時手上動作比畫到位，體會動作分解時的呼與吸。只找呼與吸的感覺，暫時不用考慮呼與吸的力度。

透過這種方式的模擬體會，逐步使走步、手上動作與呼吸方法高度配合起來。

③擴胸時，教練可以用一隻手故意放到練習者胸前50公分處，引導學員自然前頂時呼氣。

④單獨訓練長呼氣。不用附加任何動作，長吸一口氣，然後突然挺胸同時鼻孔強力出氣，並且由所出之氣流衝擊鼻腔發聲。

【養生功效】

①提高心肺功能，壯心肌，強五體。

②增強肺的吐故納新功能，增大肺活量，改善慢性支氣管炎、哮喘、肺氣腫等病症。

③擴胸同時配合吐納還可按摩心肺，增強血氧交換能

力。

## 第七式　健胃壯腎

【歌訣】

　　雙手抱拳意守丹；俯首腿面托或按；

　　沉已搓衣運長氣；抱圓守一靜氣站。

### 1. 抱圓守一

【動作圖解】

動作分解同「起勢」中的「抱圓守一」。（圖3-231～圖3-238）

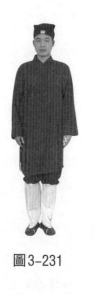

圖3-231

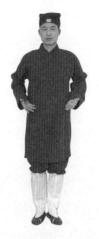

圖3-232

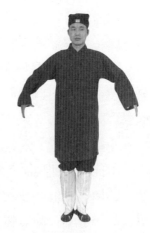

圖3-233

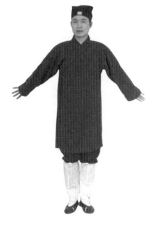

圖3-234

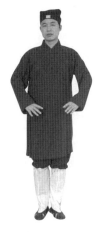

圖3-235

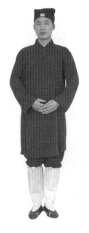

圖3-236

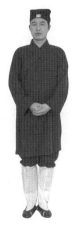

圖3-237

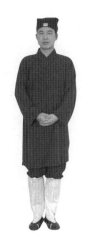

圖3-238

## 2. 沉已搓衣

【動作圖解】

（1）右 勢

①接上動不停。兩拳變掌，向身體兩側分開，垂至體側，自然站立。（圖3-239）

②接上動不停。兩臂上屈，兩掌掌指向下，掌心向內，虎口相對，沿左右小腹前貼著身體向上提摩。（圖3-240）

③接上動不停。兩掌繼續貼著身體向上提摩，至兩鎖骨時，重心左移至右腿，同時上體右轉並後仰，出右腳，腳尖虛點地面。（圖3-241、圖3-242）

④接上動不停。兩掌沿胸前向下推按。（圖3-243）

⑤接上動不停。兩掌向下推按至右大腿面時，兩掌繼

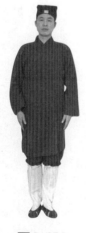

圖3-239

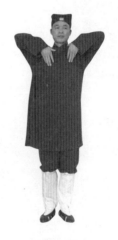

圖3-240

續沿右腿面推按，向腳面滑動，身體前傾，右腿微屈。
（圖3-244）

⑥接上動不停。兩掌推按至右腳面後，兩掌分別向外
分掌。（圖3-245）

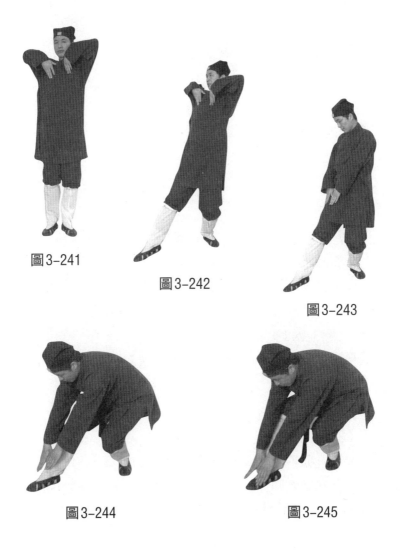

圖3-241

圖3-242

圖3-243

圖3-244

圖3-245

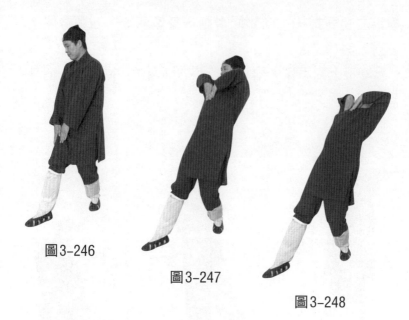

圖3-246

圖3-247

圖3-248

⑦接上動不停。兩掌沿右腿內、外兩側同時向上按提，身體隨之直起。（圖3-246）

⑧接上動不停。兩掌沿右肋向上提按至右鎖骨時，上體後仰，重心後坐至左腿，右腳尖虛點地面。（圖3-247、圖3-248）

⑨接上動不停。兩掌再沿右肋—大腿—小腿面向下推按。（圖略）

如此上下推按3次。

**（2）左 勢**

①接上動不停。兩掌上提到右鎖骨時，上體左轉，重心由左後移至右腿，同時，上體後仰，左腳尖虛點地面。（圖3-249～圖3-251）

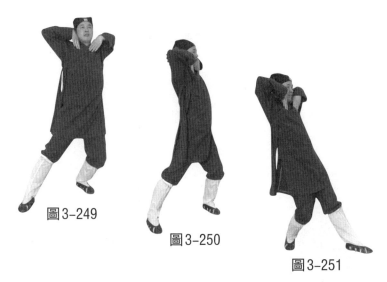

圖3-249

圖3-250

圖3-251

②接上動不停。兩掌向下沿左肋——左大腿——左小腿面——左腳面推按，然後兩掌向左右分開，沿腿內外兩側向上提至左鎖骨時，兩掌再下沿左肋——左大腿——左小腿面——左腳面推按。（圖3-252～圖3-257）

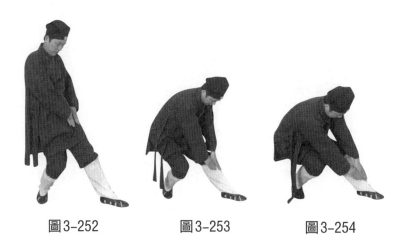

圖3-252

圖3-253

圖3-254

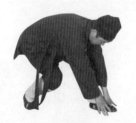

圖3-255

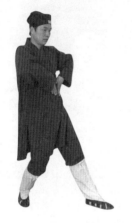

圖3-256

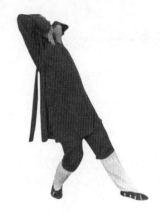

圖3-257

③如此上下推按3次後，身體重心移到兩腿之間，身體右轉，回正，兩掌放於兩肋旁。（圖3-258）

## 3. 按掌平氣

【動作圖解】

①接上動不停。用鼻孔吸氣，兩臂自體側慢慢上抬，兩掌心向上，再慢慢合於頭頂上方，雙掌心遙遙相對，至此氣吸滿。（圖3-259）

②接上動不停。再用鼻子呼氣；同時，兩掌翻掌下

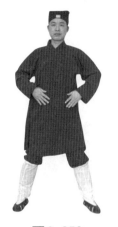

圖3-258

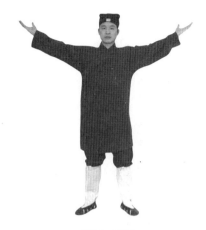

圖3-259

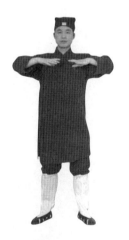

圖3-260

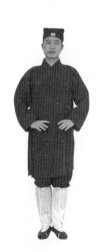

圖3-261

按，掌心向下。（圖3-260）

　　③接上動不停。雙手慢慢下落至小腹前，掌心向下，呼氣結束。（圖3-261）

　　④如此呼吸導引，重複3次。

⑤以下動作分解同「起勢」中的「抱圓守一」。（圖
3–262～圖3–268）

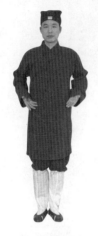

圖3–262

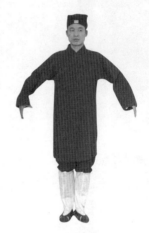

圖3–263

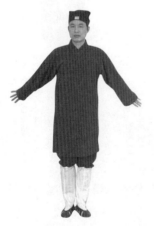

圖3–264

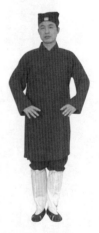

圖3–265

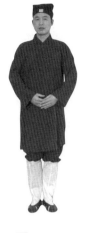

圖3-266

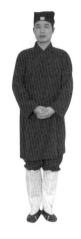

圖3-267

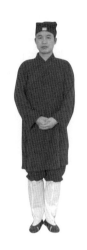

圖3-268

【吐納方法】

①「抱圓守一」為功前調息動作。同「起勢」中「抱圓守一」的吐納方法。

②「沉已搓衣」整組動作，隨身體起伏配合深長呼吸。向下推按和向上按提為一組。通常情況，練習3組後再換另一方向練習3組。

【練習提示】

「沉已搓衣」右勢的動作過程：

①提按兩掌，掌心貼身體，自腹前升至胸前，腰隨之向右轉，面向右，兩掌提按過程中要緩緩吸氣；

②重心坐到左腿，呼氣，兩掌從右鎖骨、右胸貼身向下，經過腰、大腿、小腿正面、腳背直到腳尖；

③吸氣時，兩掌從腳尖分開，貼腳背畫過，經過腳的兩側，腿的兩側，到腰、右腹、右胸，重心繼續後坐到左腿，身體微向後仰，兩掌停在右側鎖骨處；

④呼氣，雙掌向下推按，經右胸、右腹、彎腰，再經右腿正面、右腳背，到右腳尖；

⑤吸氣，與③同；

⑥上述動作重複3次。當第3次兩掌停到右側鎖骨時，轉身，兩掌向下推按到腹前，呼氣；

⑦兩掌上提，腰向左轉，左側再做3組動作；

⑧左3次、右3次為一組動作，「沉已搓衣」為3組動作；

⑨左、右勢動作相同，唯方向相反。

【易犯錯誤】

①重心掌握不好，吸氣後仰，站立不穩。

②支撐腿力量不足，不能屈膝半蹲，呼氣前傾，兩掌推按不到足尖。

【糾正方法】

①多做虛步練習，提高大腿肌肉支撐力量。

②多做後仰平衡練習，保持吐納過程中的動作按規範完成。

【養生功效】

①引氣行脈，調理脾胃、壯腰腎。

②疏通下肢經絡，強筋健骨。

③對腰膝酸軟，腰腿痛，坐骨神經痛有很好的輔助療效。

## 第八式 陰陽調節

【歌訣】

　　抱圓守一靜氣站；陰陽別翅忙穿連；

　　吐納呼吸隨手走；再回抱拳意守丹。

### 1. 抱圓守一

【動作圖解】

①同「起勢」中的「抱圓守一」。（圖3-269～圖3-276）

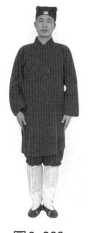

圖3-269

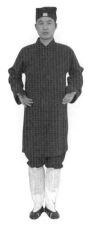

圖3-270

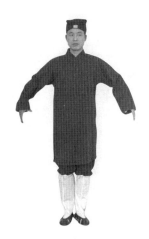

圖3-271

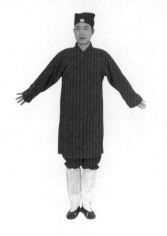

圖 3-272

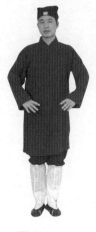

圖 3-273

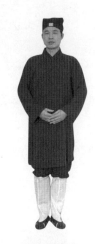

圖 3-274

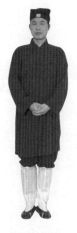

圖 3-275

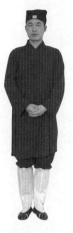

圖 3-276

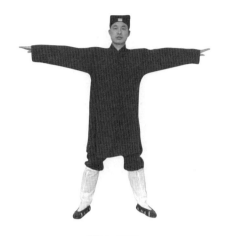

圖3-277

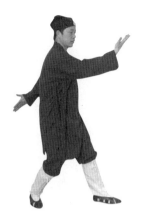

圖3-278

## 2. 陰陽別翅

【動作圖解】

（1）定　步

①接上動不停。兩腿自然站立，重心位於兩腿之間，兩臂自然向身體兩側平伸，掌指朝前，掌心向下。（圖3-277）

②接上動不停。假想自己有一束長鬍鬚，隨風飄揚，先以左手起，從右腮旁自右向左下方捋，

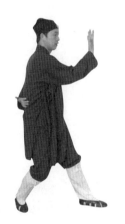

圖3-279

同時身體左轉，並隨捋手動作慢慢吸氣。當左手捋至左肋時，左掌沿左腰（帶脈）以掌背向後搓推至右腰（腎）處；右手同時隨轉體由右向左裹掌，使右掌（勞宮穴）對準面部（人中穴）。（圖3-278、圖3-279）

③接上動不停。身
體右轉，伴隨吸氣，兩
腿自然站立，重心位於
兩腿之間，兩腳跟提
起；同時，兩掌自然回
落，然後兩臂向身體兩
側平伸，掌指朝前，掌
心向下。（圖3–280）

④接上動不停。身
體繼續右轉，伴隨呼
氣，身體後坐，重心偏

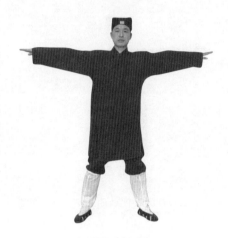

圖3–280

移到左腿；左手同時隨轉體由左向右裏掌，使左掌（勞宮
穴）對準面部（人中穴）。收腹噴氣，兩腳跟震地；同
時，右掌隨轉體沿右腰（帶脈）用掌背向後搓推至左腰
（腎）處。（圖3–281、圖3–282）

如此重複練習3次。根據自己的身體狀況也可做6次或
9次。

⑤左、右勢動作相同。

以左勢動作先吸氣的，向右轉動後就噴氣；以右勢動
作先吸氣的，向左轉動後就噴氣。

**（2）右勢活步**

①接上動不停。左腳向右腳正前方上步；然後，右腳
自後向前、向左腳左側蓋步；同時，假想自己有一束長鬍
鬚，隨風飄揚，先以左手從右腮旁自右向左下方捋，同時
身體左轉。當左手捋至左肋時，左掌沿左腰（帶脈）以掌

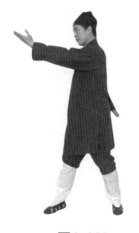
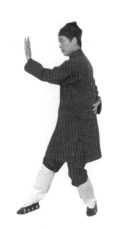

圖3-281　　　　　　　　圖3-282

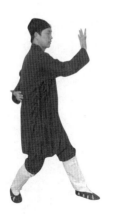
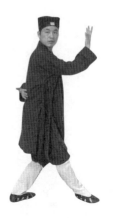

圖3-283　　　　　　　　圖3-284

背向後搓推至右腰（腎）處；右手同時隨轉體由右向左裹掌，使右掌（勞宮穴）對準面部（人中穴）。（圖3-283、圖3-284）

　　②接上動不停。身體右轉，左腳後撤到右腳正後方；

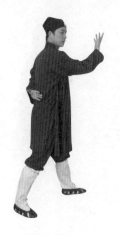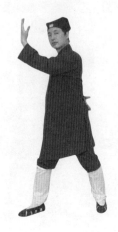

圖3-285　　　　　　　　圖3-286

接著右腳再回撤到左腳右側，到起步的原始位置；同時，隨身體右轉，右手從左腮旁自左向右下方捋。當右手捋至右肋時，右掌沿右腰（帶脈）以掌背向後搓推至左腰（腎）處；左手隨轉體由左向右裹掌，使左掌（勞宮穴）對準面部（人中穴）。（圖3-285、圖3-286）

如此重複練習3次。根據自己的身體狀況也可做6次、9次。

（3）左勢活步

方法同右勢活步。右腳先向左腳正前方上步，然後左腳自後向前、向右腳右側蓋步；接著右腳後撤到左腳正後方；再接著左腳再回撤到右腳左側，回到原來位置；手法不變，方向相反。（圖3-287～圖3-290）

如此重複練習3次。根據自己的身體狀況也可做6次、9次。

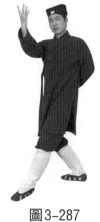

圖3-287

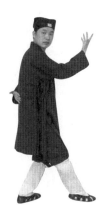

圖3-288

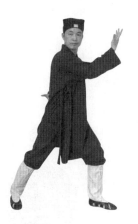

圖3-289

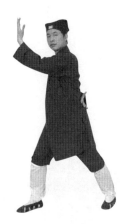

圖3-290

## 3. 按掌平氣

【動作圖解】

①接上動不停。用鼻孔吸氣，兩臂自體側慢慢上抬，

兩掌心向上，再慢慢合於頭頂上方，雙掌心遙遙相對，至
此氣吸滿。（圖3-291）

　　②接上動不停。用鼻子呼氣；同時，兩掌翻掌下按，
掌心向下。（圖3-292）

　　③接上動不停。雙
手慢慢下落至小腹前、
掌心向下，呼氣結束。
（圖3-293）

　　④如此呼吸導引，
重複3次。

　　⑤同「起勢」中的
「抱圓守一」。（圖
3-294～圖3-301）

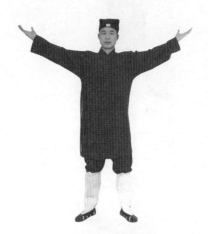

圖3-291

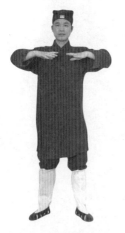

圖3-292

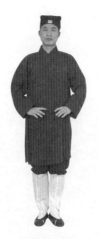

圖3-293

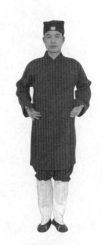

圖3-294

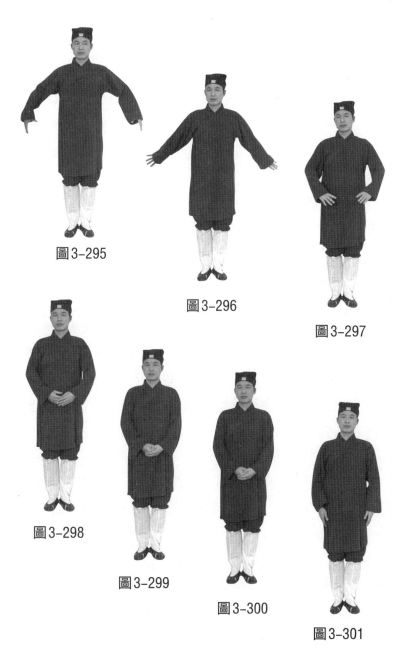

圖3-295

圖3-296

圖3-297

圖3-298

圖3-299

圖3-300

圖3-301

【吐納方法】

①「抱圓守一」為功前調息動作，同「起勢」中「抱圓守一」的吐納方法。

②定步練習「陰陽別翅」時，如果身體向左轉時吸氣，身體向右轉體時就噴氣；反之亦然。吸氣時應緩，呼氣時應急。緩，要深長，腹腔將氣吸滿；急，則噴氣，要快速、短促、有力。

③活步練習「陰陽別翅」時，呼吸講求自然，特別是初期學習，更不能刻意配合呼吸。

【練習提示】

陰陽別翅活步練習法主要是學會熟練走步（陰陽別翅的步法，類似走秧歌步），要走四點。動作細節如下：

①第一步（右腳）虛踏，踩在起始點上，手先不動，左腳、右腳上第一、第二兩步；左手捋，左腳、右腳上第三、第四兩步，右手捋。

②右手捋，自左肩開始，如同捋鬍子的動作，斜過胸腹，經右臀，後腰直到左臀，再自後側收回；左手捋與上面動作相同，唯方向相反。

③陰陽別翅有兩種走法，一種方法是：先起右腳，將右腳踏在起始點，然後上左步，依次邁步。另一種方法是：先起左腳，將左腳踏在起始點，然後上右步，依次邁步。

④前兩步吸氣，後兩步呼氣。

⑤左、右勢動作相同，唯方向相反。

【易犯錯誤】

①走活步時，步法變換不適應，雙腳在走轉中，調整步法容易混淆。

②手腳配合不協調。顧手顧不了腳；顧腳配合不上手上動作。

③不能在運動中保持「陰陽別翅」動作規範。

【糾正方法】

①在地上畫正方形四個角點。按動作要求，走步踏點，由不習慣到習慣，多做多練。

②先做「陰陽別翅」定勢動作，達到規範要求後，與地上畫的四個點走步配合，達到協調統一。

③左右勢的訓練要均衡。先熟練一種方式，再訓練另一種活步運動方式。

【養生功效】

①氣行手走，左右穿連，尤其對肩周炎、腰椎間盤突出有輔助療效。

②由腰的轉動，帶動肩部活動，起到疏通夾脊，練養心肺之功用。

③左右轉動，四肢關節協調，可改善軟骨組織血液循環，提高四肢肌肉力量及活動能力。

## 第九式　百邪難侵

【歌訣】

> 抱圓守一靜氣站；坐馬三顫抖自然；
>
> 呼吸調節任君意；再回抱拳意守丹。

## 1. 抱圓守一

【動作圖解】

①同「起勢」中「的抱圓守一」。（圖3-302～圖
3-309）

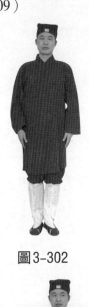

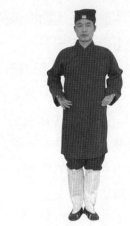

圖3-302　　　　　　　　圖3-303

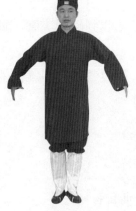

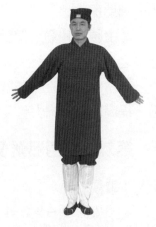

圖3-304　　　　　　　　圖3-305

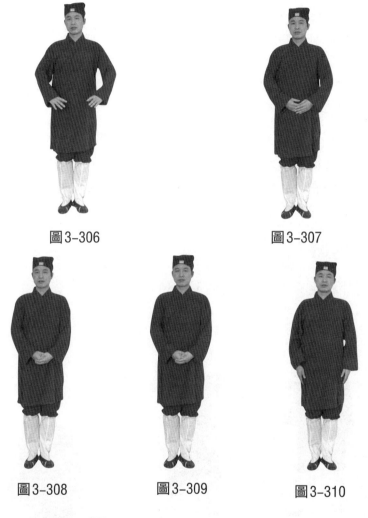

圖3-306 圖3-307

圖3-308 圖3-309 圖3-310

## 2. 坐馬三顫

【動作圖解】

①接上動作。兩手變掌，兩臂自然分開，放於身體兩側，身體直立，全身放鬆。（圖3-310）

②接上動不停。左腳向左側橫開半步，與肩同寬或稍寬，重心位於兩腿之間；兩臂自然放鬆，兩前腳掌用力，腳跟提起、放下、再提起、再放下，起伏，抖動身體。抖動的速度由慢到快，10餘次後，再由快逐漸放慢速度。（圖3–311）

③接上動不停。兩臂隨身體抖動，同時慢慢由體側下方向身體正前方抬起，五指自然伸直，指間自然分開，以手腕為軸，上下甩動，即成「燕翅掌」。當兩臂抬至與肩平時，保持手臂和身體的自然狀態，同時隨腳跟起伏抖動全身。（圖3–312）

④接上動不停。隨著身體的自然抖動，兩臂慢慢向體前下落至身體兩側。（圖3–313）

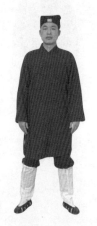

圖3–311

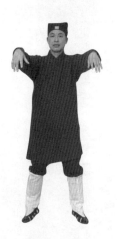

圖3–312

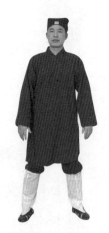

圖3–313

　⑤接上動不停。身體繼續自然抖動，同時上體自然向左右轉動，重心隨之左右轉移變化，帶動兩臂自然在體前、體後甩動，速度由慢到快，兩臂前、後甩動10餘次後，身體自然抖動幅度減小，速度變慢，逐漸停止。身體恢復到自然站立，重心位於兩腿之間。（圖3-314～圖3-317）

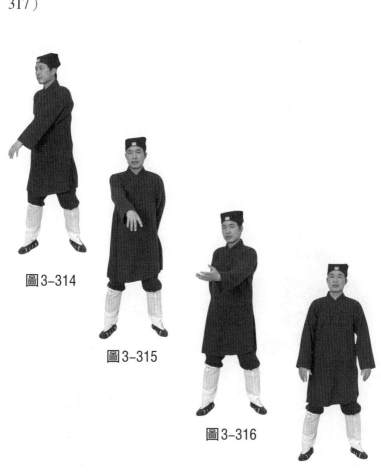

圖3-314

圖3-315

圖3-316

圖3-317

⑥接上動不停。雙腳不動，左右扭動腰身，兩臂在放鬆狀態下隨上體轉動左右搖擺，身體隨之下蹲，兩臂抖動的速度由慢到快；隨後身體起立，左右扭動腰身，兩臂在放鬆狀態下隨上體轉動左右搖擺，身體隨之再下蹲，兩臂抖動的速度由慢再到快。如此重複3次。（圖3–318、圖3–319）

⑦接上動不停。當身體隨兩臂抖動下蹲後，兩腿直立，兩臂向身體兩側由下向上平伸上托，然後兩臂在頭頂相合，兩掌心相對，指尖朝上。（圖3–320）

⑧接上動不停。上體右轉，兩臂屈肘，兩掌向體前下插，兩手心相背，至胸前時，突然扭動腰身，兩上臂左右搖擺，兩前臂隨兩掌向體側下插並自然畫弧，身體隨之下蹲。如此重複3次。（圖3–321～圖3–324）

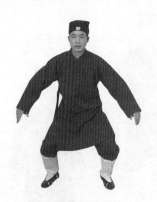

圖3–318

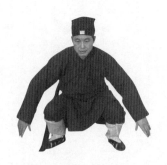

圖3–319

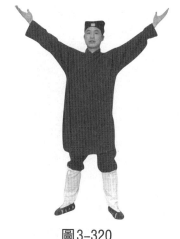

圖3-320

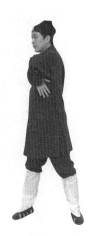

圖3-321

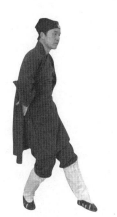

圖3-322

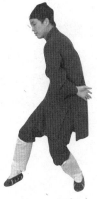

圖3-323

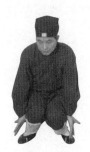

圖3-324

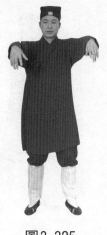
　　圖3-325

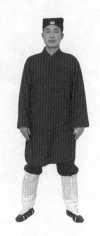
　　圖3-326

　　⑨接上動不停。身體在抖動中，慢慢起立；兩臂隨身體抖動，同時慢慢由體側下方向身體正前方抬起，五指自然伸直，指間自然分開，以手腕為軸，上下甩動，即成「燕翅掌」。當兩臂抬至與肩平時，保持手臂和身體的自然狀態，同時隨腳跟起伏抖動全身。（圖3-325）

　　⑩接上動不停。抖動全身10餘次後，身體自然抖動幅度減小，速度變慢，兩臂慢慢向體前下落至身體兩側，身體自然抖動逐漸停止。重心位於兩腿之間。直至身體恢復自然站立。（圖3-326）

### 3. 捧氣貫頂

【動作圖解】

　　①接上動不停。兩臂自體側慢慢上抬，兩掌心向上，兩掌慢慢合於頭頂上方，兩掌心遙遙相對，用鼻子吸氣，

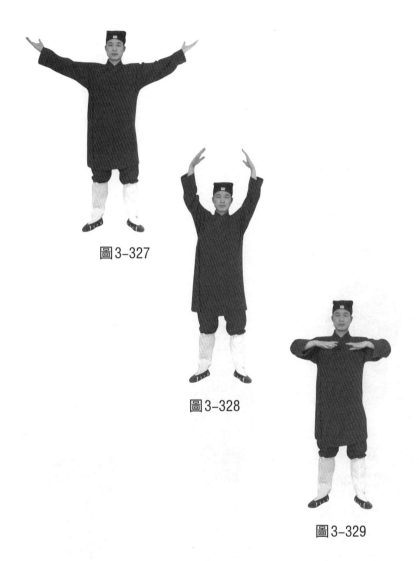

圖3-327

圖3-328

圖3-329

至此氣吸滿。（圖3-327、圖3-328）

　②接上動不停。用鼻子呼氣；同時，兩掌翻雙掌下按，掌心向下，指尖相對。（圖3-329）

③兩掌慢慢下落於身體小腹前，掌心向下，指尖相對，呼氣結束。（圖3-330）

如此重複3次。

## 4. 抱圓守一

【動作圖解】

同「起勢」中的「抱圓守一」。（圖3-331～圖3-338）

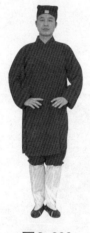

圖3-330

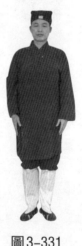

圖3-331

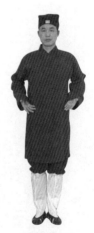

圖3-332

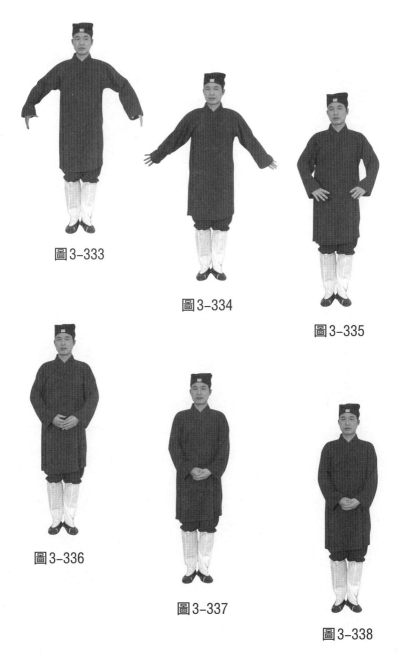

圖3-333

圖3-334

圖3-335

圖3-336

圖3-337

圖3-338

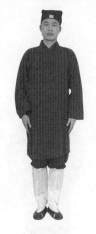 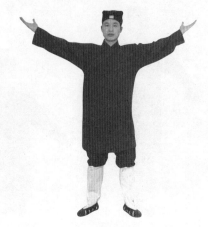

圖3-339　　　　　　　　　　　圖3-340

## 5. 金盆浴身

【動作圖解】

①接上動不停。自然站立，兩掌自然放於身體兩側。
（圖3-339）

②接上動不停。左腳向左側橫開半步，與肩同寬或稍
寬，重心位於兩腿之間；用鼻孔吸氣，兩臂自體側慢慢上
抬，兩掌心向上，再慢慢合於頭頂上方，兩掌心相對，至
此氣吸滿。（圖3-340）

③接上動不停。用鼻子呼氣；同時，兩掌翻掌下按，
掌心向下。兩掌慢慢下落至腹前，呼氣結束。（圖3-
341、圖3-342）

④接上動不停。收左腳至右腳內側，自然站立，兩掌
自然放於身體兩側。（圖3-343）

如此重複3次。

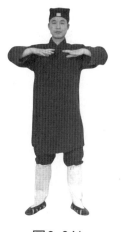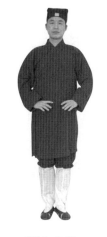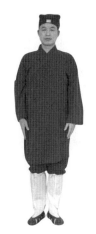

圖3-341　　　　　圖3-342　　　　　圖3-343

【吐納方法】

①「抱圓守一」為功前調息動作。吸氣的同時環抱雙手呈陰陽子午訣，自然放於小腹前。然後自然呼吸，意守下丹田（通俗說法是肚臍眼下1.3寸的區位）60秒鐘為度。感受小腹部隨呼吸一起一伏。也叫胎息動。

②「坐馬三顛」整個抖動過程中，自然呼吸。

③「捧氣貫頂」是一組全身心調理動作。共包含3種吐納導引方法。

**呼吸法：**用鼻子吸氣，雙臂自體側慢慢上抬，雙掌心向上，再慢慢合於頭頂上方，雙手掌心遙遙相對，至此氣吸滿；然後用鼻子呼氣，同時翻雙掌下按，掌心向下。雙手慢慢下落，垂至體側，呼氣結束。如此重複3次。

**意念法：**要有一個意識假想。吸氣時，雙目微閉，意想內視，人的身體就像一瓶混濁的水，呼氣時，隨著雙手

下按而意念自頭頂下行，身體內假想的污濁之水面也隨意念下降下行，從雙腳下的湧泉穴外泄；人體流空之處都變得非常潔靜，無色透明。所有的病氣、濁氣都隨意念水面下降而下行，由湧泉穴外泄入地。

**意識假借法**：它是一種養生有效的心理暗示方法。此方法操作得當，非常有助於身心健康。習練靜坐功夫的人們，自然明白其中的玄機。這裏不一一贅述。

當然，如果習練者還沒有導引基礎，還不能控制自己的意識假借，作為一般性的養生鍛鍊，也可以只用肢體動作配合呼吸吐納，而不用意識假借這種導引方法。

④「金盆浴身」也是一組全身心調理動作。

**一是呼吸法**：吸氣時，動作速度相對較緩慢；呼氣時，動作速度相對較快。

**二是意念法**：也有一個意識假設。吸氣時，雙目微閉，意想內視，意想自己雙手托起了一個金盆，盆裏裝滿了潔淨的金水，舉過頭頂後，翻盆從頭上澆灌在人身體上一樣，意念隨水流下行。意想把身體表面上所有的髒物都沖洗掉了，身心俱佳。

⑤「捧氣貫頂」與「金盆浴身」「周天行氣」「按掌平氣」的異同，在第六章「常見問題解答」中有專門的解答。

【練習提示】

做「坐馬三顛」時，注意全身放鬆，好像人坐在飛奔的馬上，來回上下顛抖。細則要求：

①腳尖落地，腳跟提起，全身放鬆，腳尖輕輕顫動，帶動身體輕輕抖動，注意腳跟不要在隨著身體上下顛抖時

碰地。

②兩手慢慢抬起至與肩平，手和身體隨腳跟提起，抖動身體。

③兩手慢慢下落至身體兩側，手和身體隨腳跟提起，抖動身體。

④腳跟提起，繼續抖動身體，重心隨之左右轉移，帶動兩手劇烈抖動。

⑤腳跟提起，繼續抖動身體，幅度減小，慢慢變小，停止。

【易犯錯誤】

①練習者容易忽視整組動作的要領及重要性。

②抖動方法不對，不能在高度放鬆狀態下，完成不同方式的抖動。

③「金盆浴身」的意識調整方式與「捧氣貫頂」相混淆。

【糾正方法】

①深入領會「坐馬三顛」的要義，正確認識此組動作在吐納中的重要性。

②在教練的指導下，認真領會抖動的方法與要領，完成放鬆狀態下的動作組合。

③「金盆浴身」與「捧氣貫頂」是兩組外表動作形式相同，意識導引截然不同的兩種呼吸導引方法。

「金盆浴身」呼氣時配合意識短促；「捧氣貫頂」呼氣時配合意識慢、長、細、勻。要多加體會，認真區分。

【養生功效】

①全身自然抖動，使整個身體內外和諧蠕動，百邪難

侵，自然健康。

②顛足可刺激人體的脊柱和督脈，使全身腑臟經絡氣血通暢，陰陽平衡。

③提腳跟抖震自己身體，可發展小腿後群肌力，拉長足底肌肉、韌帶，提高人體的平衡能力。同時，抖震身體還能刺激下肢及脊柱各關節內外，並使全身肌肉得到很好的放鬆復位，有助於肌肉代謝產物的排出，解除肌肉緊張。

④「金盆浴身」意在引氣歸元，使全身之代謝附著物，以意識流的形式進行沖洗，使身心淋浴，心靈淨化，遍體通暢，達到和氣血，理腑髒的獨特功效。

## 收勢　狸貓洗臉

【歌訣】

　　收勢名曰乾洗臉；搓搓雙手擦擦面；

　　勸君認真誠意練；康樂福壽爾占全。

### 1. 搓雙手

【動作圖解】

接上動作。身體站立姿勢不變，雙目自然睜開；兩手在胸前合掌，掌心相對，兩掌面互搓10次左右，以搓熱為度。（圖3-344、圖3-345）

### 2. 熨面部

【動作圖解】

①接上動不停。身體站立姿勢不變。將搓熱的兩掌輕

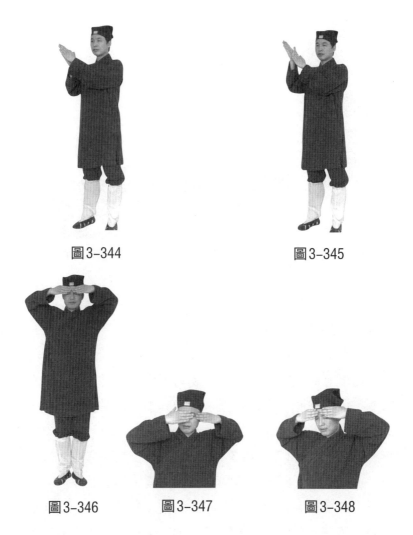

圖3-344　　　　　　　　　　圖3-345

圖3-346　　　圖3-347　　　圖3-348

敷於額頭上，兩掌指相對，左右掌面微微用力，同時交替橫搓。（圖3-346、圖3-347、圖3-348）

　　一來一回為1次，共9次。

　　②接上動不停。身體站立姿勢不變。兩掌指相對，兩

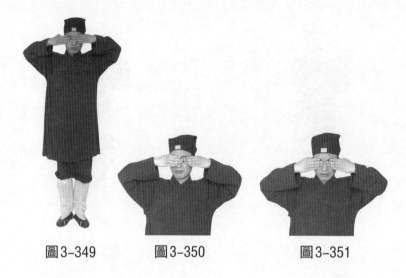

圖3-349　　　　圖3-350　　　　圖3-351

掌面下滑至兩眼眶部位，兩掌指同時交替輕揉橫搓。（圖3-349、圖3-350、圖3-351）

　　一來一回為1次，共9次

　　③接上動不停。身體站立姿勢不變。兩掌面輕貼於臉頰上，沉肩墜肘，兩掌豎立，掌指向上，兩掌面沿臉頰部位（四白穴）上下滑按搓動。（圖3-352、圖3-353）

　　一來一回為1次，共3次。

　　④接上動不停。身體站立姿勢不變。兩肘抬平，與肩同高；兩掌指尖相對，掌心向內，兩掌敷按於嘴巴上，微用力，左右推拉，來回橫搓，動作好似吹口琴。（圖3-354～圖3-356）

　　一來一回為1次，共3次。

　　⑤接上動不停。身體站立姿勢不變。兩掌面輕貼於臉頰上，沉肩墜肘，兩掌豎立，掌指向上，兩掌心對整個面

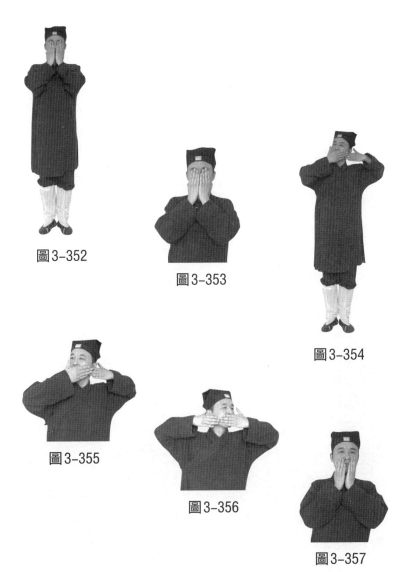

圖3-352

圖3-353

圖3-354

圖3-355

圖3-356

圖3-357

部按順時針或逆時針進行揉按，舒適為度，次數不限。
（圖3-357）

## 3.收功

【動作圖解】

①接上動不停。身體站立姿勢不變。頭自然後仰，兩掌由下頜向咽喉部位自上而下推按。（圖3-358、圖3-359）

②接上動不停。身體站立姿勢不變。兩掌自咽喉部位向胸前推按，再經由小腹、大腿正面推按，身體隨兩掌向下推按而自然前屈。（圖3-360、圖3-361）

③接上動不停。兩腿不動，身體隨兩掌向下推按而自然前屈。兩掌自上而下推按到兩腳踝、兩腳面，再繞到腳

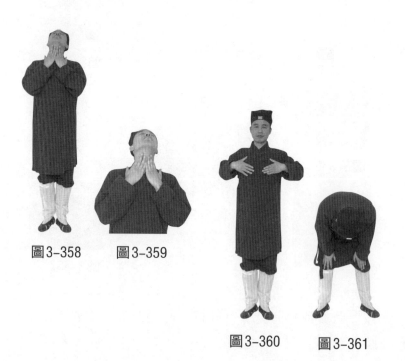

圖3-358　　圖3-359

圖3-360　　圖3-361

後跟，經過小腿後側、大腿後側，過臀到後腰，輕揉腰3
次。（圖3-362～圖3-366）

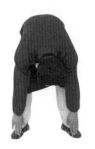

圖3-362

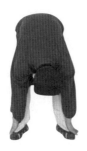

圖3-363

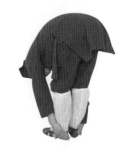

圖3-363附圖

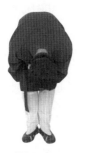

圖3-364

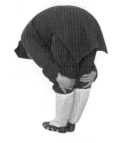

圖3-364附圖

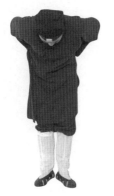

圖3-365

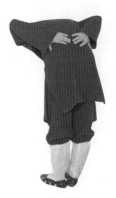

圖3-365附圖

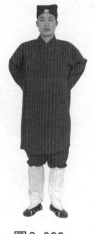 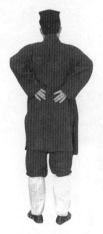

圖3-366　　　　　　　　　　　圖3-366附圖

④接上動不停。兩腿不動，身體直立，兩手從後腰分開，沿帶脈合按到腹部臍下，兩掌交疊，逆時針揉按小腹3圈，順時針揉3圈。（圖3-367～圖3-369）

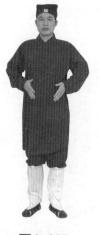 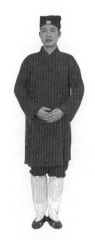 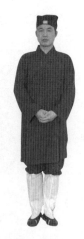

圖3-367　　　　　圖3-368　　　　　圖3-369

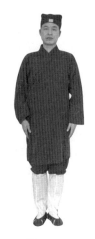

圖3-370

⑤接上動不停。全身放鬆，自然站立，兩掌放於身體兩側。（圖3-370）

【吐納方法】

整組動作自然呼吸。

【練習提示】

①「搓雙手」把雙手搓熱。

②「熨面部」按摩眼睛、眼眶、鼻旁迎香穴；然後右手四指並排，自左頰耳下經過下頜人中捋到右頰耳下，反向左手四指並排從右頰耳下捋到左頰耳下。主要對四白穴、人中穴、承漿穴、腮腺穴位進行按摩。

【易犯錯誤】

①不重視收功時的按摩過程，隨便搓按。

②按摩的穴位把握不準，達不到應有的保健功效。

【糾正方法】

①瞭解人體基本經絡穴位知識，增強對穴位按摩保健的認識。

②練功務必善始善終，形成整體養生效果。

【養生功效】

①促進面部血液循環，具有美容美顏獨特功效。

②對面部不同部位的搓按摩轉，提神醒腦，益智寧神，適用於防治面部痙癢，頭腦暈漲，神經衰弱等症。

③明目開竅，預防眼疾；迎香取嗅，輔助治療鼻炎。

④左右搓拉下頜，促進唾液分泌，預防口腔疾病。

⑤推摩胃經，促進消化吸收。

⑥推摩膀胱經，促進代謝。

⑦揉搓腰眼，擠壓帶脈，可以補腎強腰，全身通暢。

⑧恢復常態，平靜收功，不出偏差，利於健康。

# 第四章
# 常見問題解答

## 第一節　常識性問題

**一、武當九式吐納養生法在武當內功養生術中的地位如何？**

**答**：根據中國道教聖地——武當山所在地的十堰市武當拳法研究會近20年的研究成果表明：武當九式吐納養生法實屬武當丹道內養優秀功法。是武當內丹修煉吐納術中的精華代表。

為更好地繼承和發揚武當絕學養生功，普澤眾生，造福人類健康，以岳武為帶頭人的武當拳法研究會的研究員們，在綜合整理武當純陽門系列武功的基礎上，與其他門類傳統養生修煉方法相比較，最後將此養生功法定位於武當道傳三類標誌性武術養生功法（伸筋拔骨類、呼吸吐納類、按摩導引類）之一的呼吸吐納類典型功法，成為目前武當山下由十堰市武當拳法研究會推薦的「武當養生三大寶典」之一。

## 二、武當九式吐納養生法主要特色是什麼？

答：武當九式吐納養生法主要特色表現為：

①呼吸方式與動作開合獨特多樣。此功法不僅呼吸方法多樣，而且配套肢體動作原始古樸。

②適應群體廣泛。任何有無武功基礎的愛好者都可以練習。

③肢體動作難度要求小。肢體動作始終為呼吸吐納服務。

④不會出現練功走偏現象。只有呼吸習慣的改變與養成，沒有氣機運行走向的深度要求。

⑤對慢性病症具有特殊的調理作用。

特別是此套功法習練時以各種不同的呼吸吐納方式，促進肢體的不同部位配合運動。以內動（五臟的蠕動）帶動外動（肢體運動），與世俗的鍛鍊中的肢體運動「配合呼吸」方法剛好相反，具有獨到的養生祛病功用。

一般追求養生健體的學員，長期習練，可起到自覺調理身體，填補陰陽，達到強身壯體和防止疾病的特殊功效。

## 第二節　技術性問題

## 一、武當九式吐納養生法中所提及的上丹田、中丹田、下丹田特指哪些部位？

答：就本套功法所指的上丹田、中丹田、下丹田，不是特指某一個點，而是以某一個點為中心所輻射的一個區域。其中：

上丹田就是指以印堂穴為中心的輻射區域；

中丹田就是指以膻中穴為中心的輻射區域；

下丹田就是指以氣海穴為中心的輻射區域。

## 二、武當九式吐納養生法的呼吸方法有何獨特之處？

答：是的，武當九式吐納養生法的呼吸方法確實獨特。

從此功法的風格特點及其養生功用中，我們可以看到中國古老的養生術的獨特魅力。

它的呼吸方式分長吸短呼、長呼短吸、長吸長呼等；採用的是鼻吸鼻呼單一氣機調節；分吸、閉、噴等呼吸技巧。

武當九式吐納養生法的呼吸方法是在肢體運動的基礎上，導引體內氣機，呼吸吐故納新。

## 三、在武當九式吐納養生法練習中兩次提到「捧氣貫頂」；多次提到「按掌平氣」「周天行氣」；一次提到「金盆浴身」，它們四者如何區分？

答：「捧氣貫頂」「按掌平氣」「周天行氣」「金盆浴身」四者之間是有相同和不同之處的。初學時容易混淆。

**相同之處：**

①外形動作相同。

②呼吸方式相同。

都是一組動作一吸一呼。即：用鼻子吸氣，雙臂自體側慢慢上抬，雙掌心向上，再慢慢合於頭頂上方，雙手掌心遙遙相對，至此氣吸滿；然後用鼻子呼氣，同時翻雙掌下按，掌心向下。雙手慢慢下落，垂至體側，呼氣結束。

③都是採用的「意識假借法」。

它是一種全身心調理的導引方式；也是一種養生有效的心理暗示方法。此方法操作得當，非常有助於身心健康。

**不同之處：**

①「捧氣貫頂」的「意識假借法」。

除包含「呼吸法」「意念法」外，還要有一個意識假想，即：「意識假借法」。吸氣時，雙目微閉，意想內視，人的身體就像一瓶混濁的水，呼氣時，隨著雙手下按而意念自頭頂下行，身體內假想的污濁之水面也隨意念下降下行，從雙腳下的湧泉穴外泄；人體流空之處都變得非常潔靜，無色透明。所有的病氣、濁氣都隨意念水面下降而下行，由湧泉穴外泄入地。

②「按掌平氣」的「意識假借法」。

在運用意念過程中，吸氣時可意想胸腔擴張，充滿氧氣；呼氣時可意想一股氣流從印堂（上丹田）沿體前任脈線下行，至膻中（中丹田），再下行至氣海穴（下丹田）。肺活量強的練習者，如果呼氣氣息較長，可隨呼氣將意念繼續下行至湧泉穴。

③「周天行氣」的「意識假借法」。

「周天行氣」這是一組以慢、長、細、勻的「長吸長呼」的呼吸吐納方法。整組動作要隨呼吸的快慢節奏來調整動作的速度。練習過周天功，或道內稱「河車運轉」的可以在一開一合的動作過程中，使體內氣機運行一個小周天。

意念的過程是：

　　隨著手臂的開合，同時吸氣，意想一股真氣從足底的湧泉穴源源不斷地吸入並隨體後的兩腿、後背的膀胱經部位逐步上升，至氣呼滿時，意想到百會穴，下到上顎內的「上鵲橋」；然後呼氣，意念真氣隨呼氣下行，過咽喉，下膻中穴，經中脘穴，到氣海穴，真氣分兩支，同時沿兩腿面（胃經）下走，最後到足底的湧泉穴，形成一個「周天」。這個過程叫「周天行氣」。

　　④「金盆浴身」的「意識假借法」。

　　也是一組全身心調理動作。吸氣時，雙目微閉，意想內視，意想自己雙手托起了一個金盆，盆裏裝滿了潔淨的金水，舉過頭頂後，翻盆從頭上澆灌在人身體上一樣，意想隨水流下行。意想把身體表面上所有的髒物都沖洗掉了，身心俱佳。

　　⑤「捧氣貫頂」「按掌平氣」「周天行氣」「金盆浴身」四者吐納的方法上略有區別。

　　「捧氣貫頂」採用的是慢、長、細、勻的吐納法；

　　「按掌平氣」採用的是短吸短呼的吐納法；

　　「周天行氣」採用的是長吸長呼的吐納法；

　　「金盆浴身」採用的是長吸短呼的吐納法。


**四、武當九式吐納養生法每天練多長時間為宜？**

　　**答**：練習時間的長短要因人而異。

　　如果能堅持每天練習1個小時左右，較為合適。

　　如果身體狀況不好，可以根據具體情況，選擇其中之一兩式進行針對性練習。

　　五、是不是每天都要將武當九式吐納養生法九式全部練習1次？

　　**答**：通常情況，不一定每天都要將武當九式吐納養生法九式全部練習1次。

　　一般養生愛好者，可以選擇性練習；

　　專業運動員或者武當功夫愛好者，可以每一勢可按3次、6次、9次、18次進行單獨操練，每天全部練習1次；

　　對於慢性病症康復養生愛好者，可以根據體力狀況，每一勢可按3次、6次進行單獨操練，一次性把整個套路練完。

　　六、練習武當九式吐納養生法能不能同時練習其他武功功法？

　　**答**：一般說來，在練一種功法時，不要同時練習其他功法，特別是呼吸方法不同甚至相反的功法。

　　如果練習武當九式吐納養生法後，感到運動量不夠，可以輔助練習對呼吸吐納不作要求的運動或太極拳之類的內家拳法或呂祖純陽門其他功法。

　　七、練完武當九式吐納養生法後，還希望進一步提高，選擇練習什麼樣的功法較好？

　　**答**：經由一段時間練習後，你的身體狀況一定會有好的改觀，你會有一種希望練習更多內容的想法，這很正常。因為學習總是有遞進過程的。這是好現象，是身體轉好或功力增長的表現。

如果想提高練習或進一步深造，從養生的角度看，可以推薦繼續學習武當養生筋經八法、武當養生導引十三式；從增強武術內功功力的角度看，可以推薦練習武當純陽大功。純陽大功是陽剛性功法，還能練出身體特異性功能，如抗暴力擊打等。

### 八、在每勢開始或結束，為什麼要做「意識假借」活動？

**答**：意識假借，是一種養生有效的心理暗示方法。操作得當，非常有助於身心健康。

習練靜坐功夫的人們，自然明白其中的玄機。這裏不一一贅述。

當然，如果習練者還沒有導引基礎，還不能控制自己的意識假借，作為一般性的養生鍛鍊，也可以只用肢體動作配合呼吸吐納，而不用意識假借這種導引方法。

### 九、練功後為什麼會出汗？還應該注意哪些問題？

**答**：透過在安靜狀態下呼吸吐納、運氣發聲、動作導引等功法動作的練習，旨在促使人體的「陽和之氣」發動，進而遍及全身，全身就會微微出汗，並且非常舒暢，這就是古人所說「如飲醍醐」的境界。

但是如果大汗淋漓，甚至感到疲勞，那則是運動量過大或者體質比較虛弱的緣故，應適度減少運動量。

另外，練功結束後要重視做好收功和功後導引，即做好「狸貓洗臉」。

# 附　錄

## 一、道功修行實錄

### （一）武當丹道祖師呂洞賓修行錄

#### 呂祖・純陽子・呂洞賓──武當丹道祖師

呂洞賓，名呂岩，道號
純陽子，尊稱呂祖。為民間
傳說的八仙之一。但據史料
記載，以及遺跡流傳，均可
證明呂洞賓確有其人。呂洞
賓姓李，是唐朝山西省浦州
永樂縣人，唐德宗貞元14年
4月14日巳時出生。曾祖父
李延之為浙東節度使，祖父
李渭為唐憲宗時禮部侍郎，
父親李讓為海州刺吏。

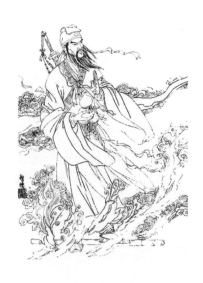

　　呂洞賓，民間一般稱他為「孚佑帝君」「呂純陽」「純陽夫子」「恩主公」「仙公」「呂祖」等，道家則稱他為「妙道天尊」，佛家又稱之為「文尼真佛」。

　　呂洞賓也是「五文昌」之一，常與關公、朱衣夫子、魁星及文昌帝君合祀。元時封為「純陽演正警化孚佑帝君」，是為「孚佑帝君」之由來。而他的香火跨越儒、道、佛三界。

　　傳說呂洞賓出生之時，異香滿室，有白鶴飛入帳中不見。呂洞賓自幼聰穎，10歲便能文，15歲就能武，精通百家經籍，唐文宗開成二年舉進士第，出任江州德化縣令一職。不久因宰相李德裕結黨營私，呂祖不願偕同，於是棄官隱居於廬山的深林山洞中，因該洞有兩個出「口」，於是便改姓為「呂」，並自稱為是洞中的賓客，即改名為「洞賓」。

　　後來遇到火龍真人，並得其真傳，學得天遁劍法。又於長安遇古仙人鍾離權結為知交。旅邸中鍾離權吟詩一首曰：「坐臥常攜酒一壺，不教雙眼識皇都，乾坤許大無名姓，疏散人間一丈夫。」以試探呂洞賓之心願，呂洞賓遂以詩答曰：「生在儒家遇太平，殘簪纓帶布衣輕，雖能世上爭名利，臣事玉皇朝上清。」

　　鍾離權聞後知其為可度之人，仍再以術相試，使呂洞賓昏困入睡，夢已中第，舉進士外放知縣，旋升府道而翰林，娶嬌妻美妾子嗣昌盛而皆顯貴，己則身居宰相，一人之下萬人之上，享盡榮華富貴，十載已過，忽獲罪，摘官抄族，妻離子散，榮華富貴盡成過眼雲煙，己身軀佝僂，

踽踽風雪中孤苦無依之流浪老人。

黃粱一夢，人生五十寒暑已易，轉側醒來，見鍾離權獨坐榻旁笑曰：「你在夢中一浮一沉，變化萬端，眨眼間人生五十寒暑，得之固則以喜，失之又何足以悲，白雲蒼狗，過眼雲煙，所要者仍在徹悟，人生何似南柯一夢。」

呂洞賓頓悟鍾離權乃神仙前來度化於己，遂決意隨鍾離權遁入終南鶴嶺，修煉成真，得道時立誓言：「不渡盡蒼生，不欲仙而去。」得到真傳的呂祖遍遊民間，歷江、淮、湘、鄂、浙等地，濟世化人。

五代以後，時局大亂，人民飽受流徙之苦，呂祖經常現身於世，拯救貧苦百姓。呂祖的劍術一斷煩惱，二斷色慾，三斷貪嗔，對北宋教理的發展，有一定影響。

道教全真教後奉呂洞賓為北五祖之一，世稱「呂祖」「純陽祖師」。

宋徽宗封呂洞賓為「妙道真人」，元朝初封呂洞賓為「純道演正警化真君」，元武宗時加封為「孚佑帝君」。北宋真宗時，呂祖被加封為「英顯武烈王」。宋徽宗崇信道教，宣和元年，詔封呂洞賓為「妙通真人」。元朝時封呂洞賓為「純陽演正警化真君」，元武宗時加封為「純陽演化孚佑帝君」。

呂洞賓是唐代末期，中國道教史上承前啟後的重要人物。對道家內丹術和武術的發展，起了極為重要的作用。五代、宋、元時期的一些著名高道，絕大部分是呂祖的嫡系傳人。那時期的一些重要流派，也絕大部分是呂洞賓的傳人所創立或繼承。

施肩吾、郭上灶、劉希岳、張中孚、沈東老、何昌、麻衣道者、華山派開山祖師陳摶老祖、道教南七真之祖劉操（海蟾），都是呂洞賓的弟子。

劉操開創了道家南派。他的七大弟子為道家南七真。北七真之祖王重陽是劉操的弟子，是呂洞賓的再傳弟子，王重陽開創了道家全真教，他的七大弟子（即全真七子）為北七真。

呂洞賓留下的著作也非常豐富。有關於道教的理論；有關於內丹修煉術的理論和實踐；還有大量的詩文歌賦。

正史、野史中，關於呂洞賓的生平、事蹟和傳說的記述也有很多。全國各地有關呂祖的遺跡甚多。

在五代、北宋時期，道教和民間，就已形成了對呂洞賓的崇拜、信仰。在民間，呂洞賓是一位與觀音菩薩、關公一樣婦孺皆知、占盡香火的人物，他們合稱「三大神明」。

全國各地祭祀他的廟觀樓閣、洞天仙府，不可勝數。而以「呂祖」和「純陽」命名的呂祖殿、純陽殿、呂祖閣、呂祖廟、呂祖洞、呂祖岩、純陽山、純陽洞、純陽宮、純陽閣、純陽樓、純陽堂、純陽祠、純陽廟、純陽殿、純陽觀、純陽庵、純陽塔、純陽井、純陽亭等遺跡，名目繁多，到處可見。武漢黃鶴樓旁原有呂祖閣，長春觀內有呂祖閣。香港有純陽小學、純陽實驗學校、純陽廠、純陽餐館、純陽旅店，還有以純陽命名的藥品：純陽果、純陽正氣丸等。

據《宋史・陳摶傳》記載：「呂洞賓有劍術，百餘歲

而童顏，步履輕疾，頃刻數百里，世以為神仙。」

　　史書上還記載呂洞賓的話：「世稱吾能飛劍戮人者，吾聞之笑曰，『慈悲者佛也，仙猶佛爾！』安有取人命乎？」這也說明呂洞賓的武功高超卓絕。

　　明代學者黃宗羲在《宋元學案‧太極圖辨》中說：「河上公本圖名《無極圖》，魏伯陽得之，以著《參同契》。鍾離權得之，以授呂洞賓。洞賓與陳圖南（陳摶）同隱華山，而以授陳。」陳摶將此圖刻在華山石壁上。而據《宋史‧陳摶傳》所記載，也說明陳摶得到了呂洞賓的傳授。

　　黃宗羲還說：「陳又得《先天圖》於麻衣道者。」而麻衣道者也是呂洞賓的弟子。

　　陳摶、王重陽、全真七子、張三豐，也都是武功出神入化。王重陽還是武舉出身。呂洞賓既然將太極圖傳給了他們，也自然將拳功及劍術傳給了他們。

　　比如：陳摶在武當山五龍觀修煉，不久遷往誦經台，再遷白雲岩，共達二十多年，後隱於華山雲台觀，又止少華石室，創立了華山派。現所見華山派遺留下來的拳術，都具有太極拳的某些特點。如，目前流行的六合八法拳，為華山派一脈相承，其拳理和行拳規則，就有點類似太極拳。

　　張三豐是全真派道士，曾學道於火龍真人。而火龍真人既學道於麻衣道者，又學道於陳摶。故張三豐為麻衣道者和陳摶老祖的再傳弟子。亦為呂祖的後代弟子。如張三豐的睡功「蟄龍法」即屬陳摶一脈。所以，太極圖也很自

然地傳給了張三豐。

　　如此看來，張三豐繼承了呂洞賓的拳理拳法和太極理論，又吸收其他派拳術，終於成為太極拳的集大成者，把太極拳推向頂峰。

　　張三豐留傳有邋遢派、新宗派、檀塔派，後演變為隱仙派、自然派、三豐自然派等九個派系。

　　劉操、王重陽也是呂洞賓的弟子，劉操開創了道家南派。他的七大弟子藍元道、馬自然、王庭揚、張伯端、晁迥、曾慥，被尊為道家南七真。其中，張伯端傳石泰、薛道光、陳楠、白玉蟾、彭耜；彭耜又下傳蕭廷芝、留元長、詹繼瑞、王金蟾、方碧虛、林自然、桃源子。其中王金蟾傳李道純，被稱為中派。

　　而晁迥的弟子又開創了雙修派，下傳有劉永年、翁葆光、若一子。

　　王重陽則開創了重陽派，即全真派。他的七大弟子為全真七子，為北七宗。他們大都在武當山修煉過。對太極圖也有承傳，從他們留下的修煉著作中，可以看到對太極圖原理的運用。

　　其實，王重陽為劉操的弟子，為呂祖的再傳弟子，即徒孫。由於全真派後來發展很快，影響巨大。成為中國道教兩大道派之一。故後代弟子將王重陽向上抬升，奉為呂祖的弟子。不過，在道教內部，道人修煉至年紀九十，或其他特殊情況，即謂之超界，可以透過一定程序和儀式向上提升一輩。

　　全真七子之一的邱處機，道號長春子，道法高深，開

創了全真教龍門派，後代弟子眾多，成為全真教最興盛的派系之一。

在北京白雲觀道教《諸真宗派總簿》所記錄的86個派系，有40個派系可以確定是呂祖的後代傳人所開創。其實，中國道教派系繁多，無法弄清楚，遠遠不止86個。派系之間有融合有分化，有合併有分支，還有創新。有的派系興旺發達、人數眾多，有的蕭條冷落，人數稀少，或逐漸消失。

這主要由於主派者的文化修養，道法修為，指導思想，經營策略等原因所造成。就現在來說，道教已經不存在這麼許多紛歧錯雜的道派，過去的小支派，不入於全真，便已附於正乙。

呂祖所創所傳的純陽武功和養生術，內容豐富。有內丹靜功、內丹動功、拳術、劍道、內功，以及專修絕技功夫，是一個完整的體系，有完整、系統的理論。內涵完全符合太極、陰陽、五行、八卦原理，屬於純粹的道家特色。

所以，純陽武功和養生術也被呂祖的後代弟子視做秘寶。呂祖的這些後代弟子，雖然以後各自開山創派，而呂祖所傳純陽武功和養生術，仍然被視做秘寶，不作公開傳授，僅在部分弟子中秘密地承傳下來。

又由於道教武術、內功、內丹術以及陰陽術、房中術的修習方法，到高級階段，有很大難度，要求很高的悟性和較深的文化底蘊，不是一般人所能理解和做得到的，故有「道不亂講，藝不亂傳」的戒律。因此，擇徒非常嚴格，真正的傳人並不很多。這就更造成純陽武功和養生術在道

教內部的傳人也越來越少，內容失傳了許多。

　　純陽派的承傳，還有一個特別重要的原因，就是純陽派的丹道修煉和武功修煉都非常高深，承傳不易。純陽又是劍仙，僅就劍仙的修煉而言，對傳人的要求特別嚴格，非一般人所能企及。故此，能全面系統繼承純陽派者，也確實不大容易，更談不上大發展。再者，即使都是同一個門派，也不是個個都能達到頂尖水準。能夠達到最高境界者，總是極少數，純陽派也是如此。

　　這也同現在的數學、物理、化學、生物以及文科學術一樣，學習研究者成萬上億，而能成為大發明家、大科學家、大學者，獲諾貝爾獎者卻少之又少。

　　武當山五龍宮純陽派倖存有比較原始的一脈。純陽派十六代宗師狄深道長，是當時全面繼承純陽派武功的唯一傳人。狄深道長已是單傳，再單傳至純陽派17代王至道道長，又單傳至純陽派18代（武當龍門派22代）劉理航道長，三代單傳，幾成絕學。

　　目前，比較系統完整的純陽武功，除了劉理航道長在武漢有傳人之外，武當山下道內有白馬山在廟道長杜松峰、餘坪廟在廟道長葛曉峰和十堰市武當拳法研究會會長岳武及其再傳弟子。純陽武功在全國各地可以偶爾看到零星傳播在一些純陽門派中的吉光片羽。

## （二）武當龍門派第22代傳承人、純陽門百歲道長劉理航修行錄

### 武當功夫宗師百歲道長　劉理航

劉理航，俗名定國，生於1902年5月25日（清朝光緒年間），2002年10月仙逝於湖北漢口，享年101歲。其自幼拜全真教龍門派第2代武當純陽門傳人王至道道長為師，虔誠事事，精心悟道，深受師祖喜愛，於是得武當純陽拳技秘傳。

據《純陽秘籍》資料介紹，純陽拳功秘技為八仙之一的呂洞賓所遺留。因其自號純陽子，悟創內丹養生秘術，又善擊劍，後世推崇為內功鼻祖，所傳武功尊稱為純陽拳功。後由龍門派第11代弟子一清道長傳入武當山五龍宮，從而在武當弟子中悄然傳播，後又傳入玉虛宮至道道長。清朝宣統元年，至道道長遊方來到湖北武當宮，後來就在此居住下來。1924年，受釋門道友闡非和尚推薦，收下了劉理航為單傳弟子。

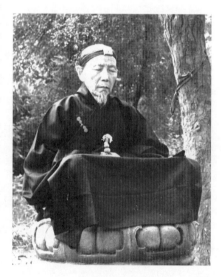

至道道長借參純陽拳功之理旨，在武當宮中一荷花池，設七色木於池

中，分走八卦於五行之上，取五行之義教練樁功。所練的
「八步純陽」秘功，其身步輕盈，似燕掠水，若猿縱跳，
隨心所欲，如履平地。時而又舞純陽劍術於殿前，似有明
月清風之俠膽劍氣。

如此傳藝6年，先師劉理航盡得純陽精粹後，至道道
長獨自雲遊去了。

1942年初，先師劉理航來到四川玄妙觀。再次見到恩
師至道道長，隨邀請同道朋友數百人，在重慶紫竹林設齋
宴懇謝恩師。至道道長將秘藏數十年的《純陽秘籍》相
送，並囑咐他一要默記，二要珍重保存，隨後自言到峨嵋
雲遊，從此未見音信。

劉理航牢記恩師教誨，研讀秘譜，習功練劍，數年如
一日，功力精進。隨後跟隨董必武先生鬧革命，行走於鄂
川之間。新中國成立後，投身中國建設，從事建築設計行
業，借武當秘功以修心養性，用道傳醫方救助平民，廣結
善緣，聲名廣傳。

20世紀80年代，適逢全國興起傳統武術挖掘、整理勁
風，1984年劉理航打破「藝不輕傳，道不亂講」，「六耳
不傳道」等陳規，始將武當道內單線秘傳的呂祖純陽門武
功展露於世人，與武當太乙五行拳傳人金子弢等武當名宿
出山報出武當家門，抨擊「武當無拳」論說，遂立宏願，
將一身道學武功歸還於武當。

2002年5月，劉理航二度重遊武當山，與武當玉虛宮
百歲坤道李誠玉同議昔日修道之事，交流傳道之新法，同
年10月，享百歲之春，在一一告別部分徒弟之後，壽終正

寢，駕鶴西去。

先師劉理航傳授技藝的過程中，每次除了拳功訓練外，總有近兩個小時的武功談論，讓弟子明顯感受到三個特點：一是身體硬朗，相當健談，天馬行空，滔滔不絕；二是90高齡頭腦仍然十分清醒，講解武當功理及感受，精微獨到；三是喜愛穿插講述江湖舊事，於處理江湖一道，經驗十分豐富。

觀看劉理航演示武功，又明顯感受到三個特點：一是動作自然灑脫，如行雲，似流水；二是內功深厚，尤其金丹鐵布衫，90高齡不減當年，揮棒捶擊，雄風仍在；三是功架獨特，內涵道家玄機，民間甚為罕見。無論拳劍，動作古樸；走轉運化，風格獨具。

深入學習之後，才漸漸撥開迷霧，武當武功真愛者，定會欣喜不已——一個85年如一日的完整武當流派；一個拳、功、械、技、理、德樣樣俱全的武功體系；一個對人類過去、現在和將來都具有不可估量價值的「古董」，宗師劉理航把這寶貴的人類財富完好地保存了下來並擇徒傳授。

武當純陽秘功同其他同類武當武術一樣，有其產生、發展和成熟的漫長歷史過程。後世尊稱的內丹鼻祖——呂洞賓所悟創的純陽秘功，也是在師從鍾離權學得「龍虎金丹秘文」和「天遁劍法」基礎上，集先輩前賢之大成，朝夕研摩而逐漸形成。又經歷代完善逐步形成流派。

《均州志》《大岳太和山志》記載：呂洞賓本是唐朝皇室親屬後裔，舉進士，狀元及弟。後因武則天登基後，

大肆迫害皇室子孫及其親屬，入山歸隱。先在陝西太華山修煉，後到武當山紫氣峰隱修。另《道教大辭典》記載呂祖洞賓初居終南山遇師鍾離權傳以道術，得道後，又明天遁劍法，開道教南北二宗而為始祖。至今武當山南岩宮還保存有呂祖丹道絕學「百字碑」雕刻。在武當山南岩宮兩儀殿外，還存有呂洞賓「題太和山」詩碑一座、「洞賓岩」等呂洞賓隱修於武當山的遺跡。

師傳《純陽秘籍》記載：因其自號純陽子，悟創內丹養生秘術，又擅擊劍，後世推崇為內功鼻祖，所傳武功尊稱為純陽秘功。由於早年武術無據細查的客觀現實和歷史上的複雜因素影響，後世傳承，直到清朝光緒年間，其傳承脈絡始漸清晰。1927年武當山玉虛宮至道道長才將《武當純陽秘功》單傳於武昌劉理航；盡得精粹之後，1971年劉理航始將此秘功傳於民間汪兆輝等人。1983年，上海體育學院武術教授蔡龍雲第一次看到純陽門弟子演拳，很感興趣，說此拳似太極非太極，似八卦非八卦，似形意非形意，很有內家拳的特點。湖北省武術挖整組隨即進行了多方細緻調查核實，發現劉理航所練拳術、內功、劍道、養生術，是一個完整的體系，內涵符合太極、陰陽、五行、八卦原理，屬於武當內家拳的一個重要派系，被作為一項重要內容載入了《湖北武術史》，並獲得全國武術挖掘整理重大貢獻獎。

1984年武當山召開「首屆武當武術夏令營」時，始將武當道內單線秘傳的呂祖純陽門武功展露於世人，與武當太乙五行拳傳人金子弢等武當名宿出山報出武當家門，抨

擊「武當無拳」論說；並立宏願：還道於武當。1986年全國傳統武術觀摩交流大會上，本門師兄汪兆輝展示的武當純陽拳獲雄獅獎。1988年在湖北省武術挖整組的支持下，由武當純陽秘功重要傳承人劉理航口述，汪兆輝執筆記錄編撰出版了《武當純陽秘功》專著。

1992年由武漢體育學院編著的《武當拳之研究》收錄了「武當純陽拳」流派介紹；1994年《湖北武術史》第四篇第1章對武當純陽拳進行了較為詳細的介紹；《武當山志》也記載了武當純陽拳功的淵源等。1994年武當山籍傳統武術教練蔡星生（即：岳武）投師於劉師門下，追隨8年，得到了劉師全面系統的秘傳。

1996年國家體委武術管理中心為劉理航頒發了武當純陽功紀念證書；2001年武當道教白馬山五仙廟在廟住持杜松峰皈依劉理航門下，承襲武當丹道及醫術。1999年《武當》第12期、2002年《武林》第3期、《武當》第6期；2003年「中國武術展示大會」等媒體對武當純陽秘功進行了詳細的報導，同時得到了全國武術專家的好評。2003年12月《中華武術》對武當純陽內功進行報導，隨後山東衛視中華武術欄目、湖南衛視誰是英雄欄目、中央電視臺3頻道星光大道欄目、香港、澳門及英國等高端媒體均到武當山下對武當純陽秘功進行了追蹤採訪或報導。

如今，武當純陽秘功由於有了劉理航的傳承，一枝多花，武當山下、揚子江畔、重慶達縣、香港、臺灣及國外等地，有了武當純陽門弟子新秀，傳承演繹著純陽門這一瀕臨失傳的武當秘功。

## （三）武當龍門派第24代傳承人、百歲坤道 李誠玉修行錄

### 苦心修得百年道

—— 尋找百歲坤道李誠玉修道養生的軌跡

2003年1月14日凌晨5時，道教聖地武當山玄門派第24代弟子，時年118歲的坤道（道姑）李誠玉在玉虛宮坐（羽）化。據資料顯示，李誠玉是武當山有記載的長壽道人之一。

### 一生坎坷修得百年道

2003年1月29日下午，筆者在玉虛宮見到剛從紫霄宮為李誠玉圓墳歸來的黃天才。

據現年81歲的黃老先生介紹，李誠玉是他的姨媽，同他一個屬相，屬狗，比她大三輪。黃老先生的母親是中年得子，36歲時，夫妻雙亡，當時他只有1歲多，是姨媽李誠玉將他撫養成人。李誠玉於1885年（光緒十年）許配給當地一鄉紳當二房童養媳，在婆家受盡大房欺負，不到三年染上癆病，久治不癒，後到武當山求神「護佑」，被武當山丹派23代高道張至慎道長治

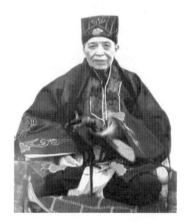

好。

為報再生之恩，李誠玉出家武當山，被武當山納為玄門派第24代弟子，在玉虛宮張爺廟居住修行。

新中國建立初期，先後在金花樹、淨樂宮、紫霄宮修行不止。「文革」期間道人被疏散或遣返回鄉還俗，李誠玉堅持留教。

1968年丹江水庫建成，淨樂宮被淹沒，李誠玉又返回玉虛宮張爺廟，靠撿破爛、打柴為生。

上世紀70年代初，東風汽車公司將玉虛宮兩宮及張爺廟拆除，在廟觀內興建工廠，為了保住廟宇，李誠玉同建廠指揮部據理力爭。由於勞累過度，已80多歲的李誠玉從樓梯滑下，跌斷右腳。儘管如此，李誠玉仍堅持同建廠者交涉要求恢復張爺廟。

1989年，一次意外跌跤使李誠玉雙腿大腿骨脫骨突出，雖經武當山道教協會全力救治，仍不幸癱瘓，武當山道教協會決定將其安置在紫霄宮內居住。

為了保護玉虛宮建築群免遭破壞，李誠玉帶著弟子在玉虛宮山門口大門洞內居住了整整10年，1994年遷入玉虛宮父母殿直到羽化。

### 心靜獨悟「天人合一」

與李誠玉形影不離的是一根尺餘長的壽杖。這根壽杖是師父張至慎傳給她的，師父告訴她自己從師時，同師爺張至慎的師父上觀修煉，時逢兵荒馬亂，師徒二人靠挖野菜度日。

　　一日師父問她最想吃啥，她告訴師父最想吃碗小麥麵籽，說話時有位香客正在求神。數日後師徒二人下山剛好路過這位香客家，被其認出，香客就到鄰家借了小麥麵做好麵籽請兩位用，張至慎興高采烈將麵籽給師父端去，不料師父將麵籽撥在旁邊一棵白蒿（一種木質蒿）樹上，斥責張至慎貪圖口福。

　　張至慎在道期間終以此為戒。數年後，故地重遊，發現被師父撥麵籽的白蒿杆長滿了漂亮的大小不一的白色小疙瘩，很是奇怪，就砍掉蒿樹做了兩根壽杖，一根自己用，一根送給了弟子李誠玉，以告誡靜心修道。

　　李誠玉在練杖時，不停地將壽杖拋起翻一個跟頭，迅速用手接住，每天練3次，每次上百下。李誠玉練功時還有一件寶，即在一個手腕上套兩個木質連環圈，在練壽杖時手臂上揚，使兩個連環圈順著手腕不停地轉動，發出悅耳響聲，她將這兩件「寶」融入「文太極」中，練習得得心應手。叩牙、練眼功、做早操亦是她每天必練的功夫，正是如此，才練就百歲老人返老還童的奇事。

　　李誠玉是個很豁達的道姑，筆者曾無數次拜訪過她，在交流中得知，她的長生之道在於「靜」，她認為「靜養我心，能延年益壽」，將打坐作為養身的一種上乘內功。而打坐則須靜且要耐力。

　　從出家起，李誠玉堅持練打坐從不中斷，即使雙腿癱瘓仍堅持不止，每天打坐至少6個小時，最長從早6時到晚8時，打坐14個小時，直到在癱瘓後，終於練成兩腿交叉扳至大腿根部，腳掌朝天的「金腿坐功」，達到了打坐

靜心運氣，由運氣調身、調吸（呼吸）、調心，與自然融為一體的「天人合一」的最高境界。

據從 1982 年開始跟隨李誠玉的 79 歲弟子阮姑介紹，李誠玉一天不練功就感到身體不舒服，提不上氣，在病重期間只要讓她打坐，病情就會好轉。

清心寡慾是李誠玉的座右銘。在飲食上她認為飲食莫嫌滋味淡，淡中滋味長，淡食會使胸清心明，神旺健體。她除不食被道家稱為腥（葷酒類）和葷（蔥、韭、蒜）外，堅持少食油鹽，以淡食蔬菜為主，一生最愛吃玉米糊和豆腐、野菜，一日三餐一餐不少，一餐只吃一碗，從不浪費一粒米、一滴湯。

吃野菜，用草藥熬水喝，是她的習性，她常告誡弟子：嘗百草，除百病。

生活中，她追求的是清靜無為，得之不喜，失之不憂，遇事經得起，放得下，始終保持開朗的心情，即使在住窩棚、廟洞期間，老人也從未因自己食宿有過怨言，更沒有向政府和道教組織提過要求。

## 今生修得現時報

2003 年 2 月 20 日，筆者在玉虛宮父母殿見到年屆 79 歲的坤道阮心蓮，說起師父李誠玉，老人眼淚刷地流了下來，這位被大家尊為阮姑的老人，從 1982 年拜李誠玉為師，已整整跟隨師父 21 個年頭，從未離開半步。

她說，師父是功成得道之人。為了證實師父是今生修得的現報，阮姑回憶說：1993 年還未從山門門洞搬出時，

我給師父梳頭，發現師父頭部後腦勺左邊有一塊核桃大的地方，頭髮從根部開始變黑，此後逐步由腦後向前變黑，頭髮也比以前增密，直到羽化。

從廟洞搬到父母殿後，師父發現嘴裏又長出了新的牙齒，隨後長出滿口整齊潔白的牙齒，到羽化前仍能吃爆炒的蠶豆粒、紅薯乾和各種焦硬食物。

阮姑稱師父一生不糊塗，耳聰目明，能穿針引線，說話響亮，即使人們小聲耳語她都能聽清楚，而且思維敏捷，記憶力超眾，大到數十年來宮觀的道人姓名、出生地點，小到小名、出生時間，都記得一清二楚，熟人的電話號碼只要告訴她一次，她都能記住不忘。

據同李誠玉同室休息的坤道周興榮介紹，2003 年 2 月 14 日凌晨，師爺（指李誠玉）叫醒了她和阮姑等人，交待一些事情後，讓大家出去，凌晨 5 時 58 分，燒香叩拜返回時，發現師爺手裏拿著壽杖，端端正正打坐在床上已坐化。

在李誠玉生前居住的道房裏，筆者見到一張 1998 年的《中國體育報》，上面刊登了一篇文章，記述了有關醫學專家對李誠玉的體檢診斷記錄：

血壓在 70～130mmHg 之間，心跳每分鐘 70 次，結論為血壓正常，心肺正常；據阮姑講，武當山道教丹鼎派 25 代傳人，80 多歲的坤道祝華英道長給李誠玉切脈，亦證實李誠玉脈搏跳動健康；有關專家對李誠玉頭髮由根部返青，皮膚細白光滑柔潤，牙齒潔白整齊的現象進行分析後稱：「這一現象打破了生命在於運動這一強身健體的學

說。李誠玉以靜修之道返老還童現象，當屬人體運動學的一個謎。」

李誠玉苦心修道，修得正果，成為道人的楷模，其道教弟子達 5000 多人，最有影響的有原中國道教協會副會長、武當山道教協會會長王光德道長、新加坡凌雲殿住持莊水之，現武當山道教協會會長李光富等國內外道教界知名人士。

她的養生之道更吸引了國內外無數遊人和有關醫學、體育（武術）專家慕名拜訪，詢問破解其養身之道。

盧家亮. 今生修得現時報[J]. 中國道教. 2003年第3期.

## 二、呂祖百字碑（古今釋注）

### 百字碑注序

純陽呂祖，乃道門中第一慈悲聖賢也，自唐至今，千年有餘，或隱或顯，隱顯不測，警愚化賢，詩詞歌賦流傳於世者，不可枚舉；其專言修真次序、藥物火候無一不備者莫若《敲爻歌》《百字碑》，而其言簡理明，易足開人茅塞者，又莫若《百字碑》；其字僅一百，其句僅二十，丹法有為無為，了命了性，始終全談，謂之上天梯，真天梯也。然為天梯，而世之修真者，不以為天梯者，每多求奇好異，以其此文無奇無異而棄之；殊不知金丹之道，真常之道，不奇之中而有最奇者存，不異之中而有大異者

在，時人未之深思耳；如此文始言者，不過養氣降心住性耳，有何奇異乎？其行持之效，能結丹，能服丹，能逍遙，能通造化，豈不最奇大異乎？咦！不奇而奇，不異而異，學者能於祖師法言，極深研幾，循序漸進，未有不深造而自得者。

予讀是文，多有受益，因歎有此天梯而人不識，大負祖師度世之苦心，爰是於每句之下，注解數語，以闡其微，願結知音，同上天梯，以報祖師之恩可也。

嘉慶三年歲次戊午三月三日素樸散人自序於自在窩中

## 養炁忘言守　降心為不為

### 【明／張三豐】

凡修行者先須養氣。養氣之法，在乎忘言守一。忘言氣不散，守一則神不出。訣曰：緘舌靜，抱神定。

凡人之心，動盪不已。修行人心欲入靜，貴乎制伏兩眼。眼者，心之門戶，須要垂簾塞兌，一切事物，以心為劍。想世事無益於我，火烈頓除。莫去貪著。訣云：以眼視鼻，以鼻視臍，上下相顧，心息相依。著意玄關，便可降伏思慮。

### 【嘉慶／素樸散人】

性命之道，始終修養先天虛無真一之氣而已，別無他物，採藥採者是此，煉藥煉者是此，還丹還者是此，脫丹脫者是此，服丹服者是此，結胎結者是此，脫胎脫者是此，以術延命，延者是此，以道全形，全者是此，始而有

為，有為者是此，終而無為，無為者是此，長生長者是此，無生無者是此，古經云：知得一，萬事畢。

此語可了千經萬卷矣。但此氣，非色非空，無形無象，不可以知知，不可以識識，視之不見，聽之不聞，搏之不得，恍恍惚惚，杳杳冥冥，不可形容，強而圖之，這個而已；強而名之，儒曰太極，道曰金丹，釋曰圓覺；本無可言，有何可守？如其可言可守，則非先天虛無之氣，乃是後天呼吸之氣。先天之氣，歷萬劫而不壞；後天之氣，隨幻身而有無。世間未得真傳之流，不知先天之氣為何物，誤認後天有形之氣，或言在氣海，或言在丹田，或言在黃庭，或言在任督二脈，或言在兩腎中間，或閉口調呼吸以勻氣，或閉息定胎息以藏氣，或搬運後升前降於黃庭以聚氣，或守或運，等等不一，皆欲妄想結丹。

試問將此有形之氣，終久凝結於何處？凝結作甚模樣？其必凝結成氣塊乎？

每見世之守上者，多得腦漏；守下者，多得底漏；守中者，多得膨脹；守明堂者失明，守頑心者得癲症，欲求長生，反而促死，哀哉！殊不知先天虛無之氣，包羅天地，生育萬物，其大無外，其小無內，放之則彌六合，卷之則退藏於密，僅可知，不可言，僅可養，不可守，無言無守，言守兩忘，不養而養，入於養氣之三昧矣。

夫大道活活潑潑，不落於有無邊界；落於有則著相，落於無則著空，著相著空皆非天地造化流行之道，亦非聖賢真空妙有之道。曰養炁，則必有所養者在，不著於空也；曰忘言守，則必無方所、無定位，不著於相也。不著

空，不著相，則必有不空不相之養者在，不空不相之養，寂然不動，感而遂通，感而遂通，寂然不動，養氣之道在是矣。

上言養炁無言無守，似乎一無所為矣，夫人有生以後，先天之氣充足，陽極必陰，於此而能保全先天之炁不失者，其惟上德之聖人乎？其次中下之人，一交後天，先天之氣潛藏，後天之氣用事，陽漸消，陰漸長，歷劫根塵俱發，一身氣質俱動，識神張狂，客邪作亂，當此之時，四大一身皆屬陰，不知何物是陽精。

雖欲養炁，無處可養，而亦不得其養，祖師黃鶴賦云：上德者以道全其形，是其純乾之未破；下德者以術延其命，乃配坎離而方成。以道全形者，無為之事；以術延命者，有為之事。上德之人，先天之氣未失，純陽之體，守中抱一，即可全其本來之真形；中下之人，先天之炁已傷，陽為陰陷，必須竊陰陽，奪造化，先固命基，從有為而入無為，方能成真。

又古仙云：還丹最易，煉己最難。又沁園春云：七返還丹，在人先須煉己待時。煉己之功，莫先於降心，但降心須要識得心，心有人心道心之分，有真心假心之別。道心者，本來不識不知，順帝之則之心，為真心；人心者，後起有識有知七情六慾之心，為假心。真心益人性命，假心傷人性命。降心者，降其人心之假也。然降人心，非是守心空心，亦非是強制定心，須要順其自然。

悟真云：順其所欲，漸次導之。只此二語，便是降心妙訣。故曰降心為不為。曰為者，心必降也；曰不為者，

不強降也。降而不降，不降而降，有用用中無用，無功功裏施功矣。

蓋人之頑心，積習成性，如火煉成頑鐵一塊，至堅至固，牢不可破。若束之太急，是以心制心，心愈多而塊愈堅，反起心病，陰符經云：火生於木，禍發必克者是也。故降心必用漸修之功，方能濟事，漸修之功，無傷於彼，有益於我，為而不為矣。

### 【盧理湘／新注】

炁，為道門專有字，「炁」字中含「一、旡、氵、灬」。「一」，為真一，為元精。要使元精逆流，須得明師真訣。學士如能得命功真法訣，則能得此真一。

《悟真》云：「得一萬事皆畢。」「旡」加「一」為「旡」（無），為養性，於萬事中無心，一心清淨，此為煉己之功。「灬」（四點）中含「氵」（三點），三點為三點水（氵），四點為火。四點中如不見三點，為見火不見水，為火水未濟之卦。四點中見三點，為水火既濟之象，得明師真傳能坎離交媾。

呂祖講養炁，乃為養精炁。人身有精則存，無精則亡。學士立志修道，切勿貪房事。呂祖另有詩云：「二八佳人體似酥，腰間懸劍斬愚夫，雖然不見人頭落，暗裏卻教君髓枯。」學士於子女長大成人，父母百年之後，尋拜明師訪道，以求長生。養炁之要在忘言。為何要忘言，因人之上齶有一齶縫，此縫連任脈，通泥丸，故打坐時舌抵上齶。人說話多，會從此縫泄真炁。丹經云：「念經傷炁養太和。」又云：「日出千言，不損自傷。」忘言，指不

要多說話。

「守」，守何處？此必須得明師口傳心授。守在中宮，又名祖竅、玄牝之門。

丹經云：「玄牝之門世罕知，知此一竅，即為神炁穴，所謂結丹在此，脫胎亦在此。」祖竅在何處？今以手勢指明。右手大拇指與小指伸開，中間三指合攏，彎曲至手心。大拇指按住心窩，即為心位，為天；小指按住肚臍，即為腎位，為地。天地相距八寸四分。中間三指所指部位，乃中宮黃庭。自百會至會陰做一直線，再以心窩、中三指、肚臍做垂線，與此直線相交之點（三點），再以此三點做三個圓圈，就得知南海、黃海、北海之位，即為真正的虛無之窟，丹家安爐立鼎、結丹之處。鼎立於心位，爐安於腎位，中宮乃甘露凝結之所，溫養之地。

守，就守這個中宮──玄牝之門，雙目緊盯之，無論行住坐臥，心神注於中宮，須臾不離，即為真打坐。假打坐者形貌端然，而心神飛矣，妄念紛紛，為頑空、靜坐枯修。

學士如雞抱卵心常聽，以至誠專一之心注於中宮，即為「養炁忘言守」。

人有七情六慾，喜、怒、憂、思、悲、恐、驚，又有權力慾、金錢慾、色慾等等，此皆為戕伐性命之刀矛。人欲修道，當斂收情欲，降心侍師。性命雙修之訣，乃天地至寶，故不可以高傲求之，人須謙虛謹慎。李自成、黃巢、苻堅等，因驕傲而毀敗政權。家國一理。丹家以心為君，以身為國，以精炁為民，以龍虎爭戰為野戰，學士如

心君驕狂，肆意放縱，則精炁枯竭，身如逝水。

心降後，當專志清淨無為。老聖曰：「致虛極，守靜篤。」不以雜務營心，不以情慾動念，於此靜中覓一動機，再以動機之時採藥。

## 動靜知宗祖　無事更尋誰

### 【明／張三豐・注】

動靜者，一陰一陽也。宗祖者，生身之處也。修行人當知，父母未生之前即玄牝也。一身上下乾坤八卦、五行四象聚會之處，乃天地未判之先一點靈光而成，即太極也。心之下，腎之上，彷彿之內念頭無。元息所起之處即是宗祖。（按：原文無「元息」之「元」，理義不通，似為誤漏，特為補之。）

所謂動靜者，調和真氣，安理真元也。蓋呼按天根，吸接地根，即闔戶之謂坤，闢戶之謂乾。呼則龍吟雲起，吸則虎嘯風生。一闔一闢，一動一靜，貴乎心意不動，任其真息往來，綿綿若存。調息至無息之息，打成一片，斯神可凝，丹可就矣。

若能養氣忘言守，降伏身心，神歸氣穴，意注規中，混融一氣，如雞抱卵，如龍養珠，念茲在茲，須臾不離，日久工深，自然現出黍米之珠，光耀如日，點化元神，靈明莫測，即此是也。

### 【嘉慶／素樸散人・注】

先天真一之氣，為生天生地生人之祖氣，無理不具，無時不在，所謂性命之宗祖，存此者聖，昧此者凡，但此

氣落於後天，隱而不現，即或一現，人為名利所牽，私慾
所擾，當面錯過，旋有而旋失。

　　欲尋此氣，先要認得道心。蓋先天之氣，藏於道心
也。道心為體，先天之氣為用，同出異名，道心即修道之
宗祖。夫道心者，主人也；人心者，奴僕也。認得道心為
宗祖，以主人而使奴僕，奴僕聽命於主人，不降而自降，
一動一靜，皆是道心運用，即人心亦化為道心，內無妄
念，外無妄事，內外安靜，客氣難入，處於無事之境矣。
能至無事，空空洞洞，只有道心，別無他物，此外更尋誰
耶？

【盧理湘／新注】

　　「動」，指活子時動，分為一陽初動與一陽來復。一
陽初動，以無孔笛雙吹收元精；一陽來復，二候至，當以
採藥之法得甘露。「靜」，指人大部分時間活子時不動，
靜之時不可忘此機。

　　此機丹家稱為「爻動、盜機、鉛遇癸生、情動、淫
性」，為成佛做祖之機。不識此機，乃未得訣也。

　　「宗祖」，指先天真一之炁，為真鉛。不知真鉛之出
處，為盲修瞎煉。今特指明，「宗祖」乃指性能量——元
精。人身有此精則生，無此精則亡。老年人須以精補精，
補破籬笆，補至精炁足，方可返少年之體態精神。此能
量，乃人人日用而不知之事，人人自有，而不假外求。

　　《悟真》云：「未煉還丹莫入山，山中內外盡非鉛，
此般至寶家家有，自是愚人識不全。人人自有長生藥，自
是迷徒枉把拋。」

丹經云：「金丹大藥，說破世人須失笑。」呂祖《三字經》云：「說著醜，行著妙。」

學士得此時此機，知曉真鉛（宗祖）及採藥之法，性命雙修之真訣得也。《悟真》云：「得一萬事皆畢，休分南北東西。」行道者得訣後又何必千山萬水去尋師，趕緊籌備「法財侶地」，以了大事。

## 真常須應物　應物要不迷

### 【明／張三豐・注】

此道乃真常之道，以應事易於昏迷，故接物不可迷於塵事。若不應接，則空寂虛無。須要來則應之，事去不留。光明正大，乃是不迷。真性清靜，元神凝結。訣曰：「著意頭頭錯，無為又落空。」

### 【嘉慶／素樸散人・注】

既知宗祖，處於無事，則真者可以能常矣。真者能常，一切外假不得而傷，但真常之道，不是避世離俗，亦非靜坐止念，須要腳踏實地，身體力行，從大造爐中煅煉出來，方為真，方是常，若知真而不知行真，雖能無事，如同木雕泥塑之物，外雖無事，而內難免有事，所謂禪機本靜，靜生妖也。

此乃閉門捉賊，假者不能去，而真者必受傷，何能真常乎？故曰真常須應物，應物要不迷。曰真常應物者，以真應假也；曰應物不迷者，借假修真也。蓋真藏於假之中，假不在真之外，無假不能成真，無真不能化假，只在常應常靜，於殺機中盜生機，於波浪裏穩舵槁耳。果能不

迷，即是真常，果能真常，雖終日應物，未曾應物，處於無事之境，而不為萬物所移，何礙於應乎？

【盧理湘／新注】

人生在世，煩惱之事不少，處世須待人接物，當以平常心待之。

行道之人，不要被世俗之情愛、享受而迷了心竅，忘記修真，應斬斷情絲，無為修身。

## 不迷性自住　性住炁自回

【明／張三豐・注】

凡人性烈如火，喜怒哀樂，愛惡欲憎，變態無常。但有觸動，便生妄想，難以靜性。必要有真懲忿，則火降；真寡慾，則水升。身不動名曰煉精，煉精則虎嘯。元神凝固，心不動，名曰煉氣，煉氣則龍吟。元氣存守，意不動，名曰煉神，煉神則二氣交，三元混，氣自回矣。

三元者，精氣神也。二氣者，陰陽也。修行人應物不迷，則元神自歸，本性自住矣。性住則身中先天之氣自回。復命歸根，有何難哉！訣曰：迴光返照，一心中存，內想不出，外想不入。

【嘉慶／素樸散人・注】

應物不迷，則道心之真常存矣。道心之真常存，則人心之假不生，人心之假不生，則氣質之性不發，氣質之性不發，則天賦之性明明朗朗，如水晶塔子一般，無染無著，不動不搖，而自住矣。

總之，性住之效，全在應物不迷功夫，迷則人心用

事，真性昧而假性發，不迷則道心用事，假性化而真性現，住性之道，不迷盡之矣。祖師黃鶴賦云：依世法而修出世之法，旨哉言乎！

性者，理也，在天為理，賦之於人為性，故名其性曰天性；氣者，命也，在天為氣，受之於人為命，故名其命曰天命。人生之初，理不離氣，氣不離理，命不離性，性不離命，理氣一家，性命一事，因交後天，理氣不連，性命各別矣。若能性住，不為客氣所移，而正氣自回，無命者而仍有命，性命仍是一事，理氣原不相背，所謂盡性至命者是也。大抵氣回之要，總在性住，果能性住，則氣自然而回，無容強作也。

### 【盧理湘／新注】

心不迷於世俗，見色不動，乃為煉己純熟，汞性不飛。人心不迷，則真性自住，心定於道，修得心似蓮葉不沾塵。修心至此，如北極星終古不動（不考慮極移），則心靜如水，皓月當空。

丹經云：「炁本心之所化。」性住心定之後，凝神於中宮，則全身後天之炁自會聚於中宮，心內舒適。此時炁為後天之炁，非先天之炁，先天之炁為元精所化，須逆行之法。

張三豐祖師云：「順為凡，逆則仙，只在中間顛倒顛。」元精順則生人，從陽關而泄，世上之人正從此而生；逆則成仙，得訣逆行，則得一。吾自作丹訣云：「顯性光芒照海底，如寶珠吸盡九江水；紫氣蓬勃朝崑崙，似玉杖長伏洞裏春。」

## 炁回丹自結　壺中配坎離

### 【明／張三豐·注】

修行人性不迷塵事，則氣自回。將見二氣升降於中宮，陰陽配合於丹鼎，忽覺腎中一縷熱氣上衝心府，情來歸性，如夫婦配合，如癡如醉，二氣姻蘊結成丹質。而氣穴中水火相交，循環不已，則神馭氣，氣留形，不必雜術自長生。訣曰：「耳目口三寶，閉塞勿發通。真人潛深淵，浮游守規中。」直至丹田氣滿，結成刀圭也。

### 【嘉慶／素樸散人·注】

丹者，圓明之物，係陰陽二氣交合而成。當性住之時，萬慮俱息，是謂真靜真虛，靜極則動，虛極生白，先天之氣自虛無中來，片刻之間，凝而成丹，所謂一時辰內管丹成也。大抵還丹之要，在乎氣回，氣回之要，在乎性住，性住之要，在乎不迷，不迷之要，在乎降心；降心之要，在乎知宗祖；知得宗祖，降心應物，不為物迷，性自住，氣自回，丹自結，三「自」字在應物不迷處來。應物不迷，即是煉己之功，所謂煉己純熟，還丹自結也。

了道歌云：未煉還丹先煉性，未修大藥且修心。性定自然丹信至，心靜然後藥苗生。特以還丹最易，煉己最難。若煉己不煉到無己時，則性不定，心不靜，丹何能還乎？然煉己若不知宗祖，其功莫施，三豐翁云：「築基時須用橐籥，煉己時還要真鉛。」真鉛即宗祖。若不遇真師訣破真鉛一味大藥，誰敢下手？

氣回丹結，真種到手，僅還得娘生本來面目，謂之還

丹，又謂之小還丹。此丹猶未經真水火煅煉，尚是生丹，未成熟丹，不堪吞服濟命，必須將此丹煅成一個至陽之物，方能延得年，益得壽。坎外陰而內陽，其中之陽為真，為中正之陽，非幻身腎中之濁精，乃先天真一之神水；離外陽而內陰，其中之陰為真，為中正之陰，非幻身心中之血液，乃先天虛靈之真火。

此水此火，乃虛空天然之水火，非一切有形有象之水火。用此水火，烹煎靈藥，十二時中，不使間斷，勿忘勿助，綿綿若存，用之不勤。《入藥鏡》云：「水怕乾，火怕寒者是也。」曰壺中配者，天然水火，不假外求，神明默運，藥物老嫩，火候進退，隨時加減，消息於宥密之中，不使有一毫滲漏也。

## 【盧理湘／新注】

丹，乃先天炁與後天炁凝結而成。學士得下手法，擒得白虎，則先天甘露從玄膺穴（人口腔有一懸雍垂，懸雍垂後乃為此穴，正對氣管口）降下，經十二重樓（氣管軟骨有十二節，故名），下降至中宮黃庭。崔公《入藥鏡》云：「先天炁，後天炁，得之者，常似醉。」此時，全身如沐春風，暖氣四達。

「壺」，為中宮黃庭。《參同契》云：「狀似蓬壺。」「壺」，喻丹室之屹然中立。取坎中真陽，離中真陰，即真鉛真汞，結成為丹。真鉛為先天炁，真汞為後天炁。後天之炁極易被情慾蒙蔽，丹書稱為「太陽流珠」。人心生，則欲生，欲生則後天炁奔走不息。得此真鉛，則可制真汞，結成大還丹。

## 陰陽生返覆　普化一聲雷

### 【明／張三豐・注】

功夫到此，神不外馳，氣不外泄。神歸氣穴，坎離已交，愈加猛烈精進。致虛之極，守靜之篤，身靜於杳冥之中，心澄於無何有之鄉，則真息自住，百脈自停，日月停景，璇璣不行。

太極靜而生動，陽產於西南之坤。坤即腹也，又名曲江。忽然一點靈光如黍米之大，即藥生消息也。赫然光透，兩腎如湯煎，膀胱如火炙，腹中如烈風之吼，腹內如震雷之聲，即「復」卦「天根」現也。天根現則固心王，以神助之，則其氣如火逼金上行，穿過尾閭，輕輕運，默默舉，一團和氣，如雷之震，上升泥丸，周身踴躍，即「天風垢」卦也。由月窟至印堂，眉中湧出元光，即太極動而生陰，化成神水甘露，內有黍米之珠，落在黃庭之中，點我離中靈汞，結成聖相之體。行周天火候一度，烹之煉之，丹自結矣。

### 【嘉慶／素樸散人・注】

水火烹煉之功，即朝屯暮蒙之功。朝屯者，進陽火也；暮蒙者，運陰符也。時陽則進陽，時陰則運陰，陰而陽，陽而陰，陰陽搏聚，自生反覆。

反覆者，恍惚裏相逢，杳冥中有變，返之覆之，陰陽混化，先天靈苗，由嫩而堅，自生而熟，自漸而頓，忽的造化爐中迸出一粒至陽之丹，如空中乍雷一聲，驚醒夢裏人矣。

## 【盧理湘／新注】

自然界冬至一陽生，夏至一陰生。時辰上，子時一陽生，午後一陰生；卦象中，復卦為一陽生，姤卦為一陰生。丹道易道皆一理。一陽來復，丹家稱為二候，正好採藥。

石泰（南宗二祖）於《還源篇》中說：「萬籟風初起，千山月正圓，急須行正令，便可運周天。」月正圓，正是陰曆十五。十五日「望」，丹家喻之為二候。二候為正子時，外陽舉之愈頻，學士萬不可於此時昏睡，走失元陽。

在八卦中，震為雷。雷動，丹家喻為「虎嘯風生」。風雷動，正好用風，風為巽風，巽為木，喻為後天炁。採藥之時，雙目上視泥丸，真意督升任降，後天炁即可帶此先天之藥上升至泥丸，如炸雷般響徹太空。以此喻得藥之人，得脫凡胎耳。

大自然風雲動，賢才自可得志縱橫四海。諸如漢劉邦詩云：「大風起兮雲飛揚，威加海內兮歸故鄉，安得猛士兮守四方。」可謂英雄本色。

## 白雲朝頂上　甘露灑須彌

### 【明／張三豐‧注】

到此地位，藥即得矣。二氣結刀圭，關竅開通，火降水升，一氣周流。從太極中動天根，過玄谷關，升二十四椎節骨，至天谷關，月窟陰生，香甜美味，降下重樓，無體無息，名曰：「甘露灑須彌。」甘露滿口，以目送之，

以意迎之，送下丹釜，凝結元氣以養之。

### 【嘉慶／素樸散人・注】

當陽丹出鼎，吞而服之，點一己之陰汞，如貓捕鼠。白雲朝頂上者，沖和清氣上升，五氣朝元也；甘露灑須彌者，華池神水下降，萬病回春也。須彌山在天地之正中，即人中有一寶之象。中之一寶，即是聖胎，又名黃芽，祖師示張珍奴詞云：「地雷震動山頭雨，要洗濯，黃芽出土，正是此義。」

### 【盧理湘／新注】

「白雲」，為性光。學士下手，精炁漸補漸足，在印堂自會現出白光，狀如白雲。

此光化為一虛光圈，周邊明亮，圈內黑暗，精氣越補越足，黑暗部分慢慢填實，成為一輪明月。

此光漸漸翕聚，愈聚愈圓。精炁漸漸足滿，此光如明月朗照於印堂，不閉目也能見之。此月正是圓陀陀、光灼灼的慧命真性光，丹家喻之為「刀圭成就」。此為吾親證之真境界，非妄言也。

「甘露」，為神水，比蜜還甜，從玄膺降下入氣管，經肺動脈、右心室至黃庭。丹經曰：「入黃房，成至寶。」採藥一次，得甘露成團成滴，或四五日咽納完，嘴裏有甜味。此甘露至黃庭，五臟六腑如泡在水中，臟腑漂漂蕩蕩，此為真境界，得藥之人自知也。

「須彌」，指「須彌山」；山，喻高；在人體喻頭部泥丸。呂祖此句直指這段真功。無此真境，難得快活之意。

## 自飲長生酒　逍遙誰得知

### 【明／張三豐・注】

養氣到此，骨節已開，神水不住，上下周流，往來不息。時時吞咽，謂之長生。訣曰：「流珠灌養靈根性，修行之人知不知。」

### 【嘉慶／素樸散人・注】

當聖胎凝結，神水流通，澆灌丹田，自然無質生質，無形生形，而一切勉強之功無所用矣。故曰自飲長生酒，逍遙誰得知也。曰自飲、曰誰得知者，蓋以長生逍遙之事，乃竊陰陽，奪造化，先天而天弗違，後天而奉天時之事，雖天地神明，不可得而測度，而況人能知之乎？

### 【盧理湘／新注】

此酒（甘露）保汝長生，非為玉液（喻指唾液），實乃金液。此酒自斟自酌自可醉，從來花酒出神仙，無花無酒道不成。花指春情，活子時動乃人身之春。大自然之春，百花齊放，修煉者不要錯過此春，以免至死不悟「佛祖拈花，迦葉微笑」之真意。

此酒乃人自身之元精所化，不為別人之性能量，學士不可因花酒之喻而墮入男女雙修之邪徑，應學清淨無為訣，獨自性命雙修。此呂祖「獨」之真意。陳泥丸祖師《羅浮翠虛吟》云：「寧可求師安樂法，不可邪淫採精血。古雲天地悉皆歸，須學無為清淨訣。」

張紫陽真人（南宗始祖）《悟真》云：「已知壽永齊天地，煩惱無由更上心。」此時身心逍遙，乃人世之大快

活也。以前訪道萬苦千辛，修道百煎十熬，皆為得此真一，既得此真一，夫復何求？

## 坐聽無弦曲　明通造化機

### 【明／張三豐・注】

功夫到此，耳聽仙樂之音，又有鐘鼓之韻，五氣朝元，三花聚頂，如晚鴉來棲之狀。心田開朗，智慧自生。明通三教經書，默悟前生根本，預知未來休咎。大地山河，如在掌中。目視萬里，已得「六通」之妙。此乃實有也。吾行實到此際，若有虛言以誤後學，天必誅之！遇之不行，罪遭天譴。非與師遇，此事難知。

### 【嘉慶／素樸散人・注】

莊子云：「攝精神而長生，忘精神而無生。」長生者，有為了命之道；無生者，無為了性之道。了性之道，即九年面壁之功，面壁之功，即十月溫養之功。九年之說，非實有九年之期，九為純陽之數，即金液九還，陰盡陽純之義。所謂一毫陰氣不盡不仙也。

十月之說，聖胎成就，脫化之期，如婦懷孕，十月嬰兒出胞，亦法象也。十月溫養之功，防危慮險，萬有皆空，不使有一毫客氣入於胎元之中，如壁列萬仞，一無所見也。十月溫養，九年面壁，二者是一義，非是兩件，皆古人取其義而象之耳，惟其溫養面壁，故曰坐聽無弦曲。

坐非身坐，乃心清意靜，不動不搖之坐。有弦曲則有聲有音，無弦曲則無聲無音矣。無聲無音，一空而已，既雲無聲無音，聽個甚的？曰聽，則是空而又不空，不空而

又空，非頑空，乃真空也。曰坐聽者，離卻見之一邊，絕不著於色矣。曰聽無弦曲，聽而不聽，已是離卻聽之一邊，又不著於聲矣。

金剛經云：若以色見我，以聲音求我，是人行邪道，不得見如來。

如來者，如有所來，而實無來，此真空本來面目，即超脫聖胎之大法門，成全法身之真口訣。要之，無為之功，總在坐之一字，坐則止於其所，內觀其心，心無其心，外觀其形，形無其形，遠觀其物，物無其物，三者既悟，惟見於空，空無所空，無無亦無，無無既無，名為照了，打破虛空，獨露全身，不生不滅，方為了當。

有生者，所以脫幻身而固命基，還丹之道，從無而造於有也；無生者，所以脫法身而了性宗，大丹之道，從有而化於無也。有生無生，即造化之機。知此道者，始而從無造有以長生，終而從有歸無以無生，有無不立，性命雙修，明通天地造化之機，而與天地為一矣。

**【盧理湘／新注】**

此曲無弦，修道之人要「坐聽」。丹經中「如雞抱卵心常聽」，即坐聽。打坐之時要坐而忘，忘中覓，覓此炁動之時（活子時）。此炁動，即是「無弦曲」來，要聽得真，速起採藥，學士萬不可以忘睡昏禪。

「無弦」之真義，男子精滿自溢時，可曾有聲？弦為春弦，此弦動，要聽，否則功敗垂成，故睡前須用防遺失之法，封住精囊管口。其法提肛（丹書稱為緊撮穀道），手點勞宮穴握固。速求明師指點之。

欲修丹道，應深達造化，洞曉陰陽。此機為人身造化之機，不知此機，萬難成佛做祖。學士修道，要明通此機。即活子動之炁機。女丹修煉，此機為活午之機。

## 都來二十句　端的上天梯

### 【明／張三豐・注】

自「養氣忘言」至此二十句，皆是呂祖真正口訣，工夫無半點虛偽，乃修行上天之階梯。得悟此訣與注者，可急行之。勿妄漏泄，勿示匪人，以遭天譴。珍重奉行，克登天闕。

### 【嘉慶／素樸散人・注】

養氣忘言守一句，統言修道之全體大用也。降心為不為一句，言煉己築基也。

動靜知宗祖，無事更尋誰二句，言煉己築基，須要識得心也。真常須應物，應物要不迷二句，言煉己之實功也。

不迷性自住，性住氣自回，氣回丹自結三句，言煉己功勤，還丹自結也。

壺中配坎離一句，言丹還後，內爐之功也。陰陽生返覆一句，言陰陽變化，由嫩而堅也。普化一聲雷一句，言脫丹法象也。白雲朝頂上，甘露灑須彌二句，言服丹後之法象也。自飲長生酒，逍遙誰得知二句，言服丹結胎之法象也。坐聽無弦曲一句，言十月溫養之功也。明通造化機一句，是總結了性了命大義也。

以前十八句，還丹大丹，始終次序，火候工程，悉皆

吐露，至簡至易，約而不繁，依法行持，自卑登高，由近達遠，端的為修道者上天梯也。曰二十句者，並結尾二句言之耳。

【盧理湘／新注】

內丹修煉，呂祖濃縮為二十句，可謂言簡意賅。知者唯簡唯易，愚者愈惑愈繁。呂祖《度張珍奴詩》云：「道無巧妙，與汝方兒一個。」速求明師指點斷淫之法，能斷三淫即為真法，除此無真法。陳泥丸祖師《紫庭經》云：「金丹亦無第二訣，身中一畝為家園。」

如此修煉，自可達大成之境。功成之日，陽神現象，自當開壇演說大道，普度有緣，有大志者切須為之，莫負呂祖之慈悲心腸。

# 後　記

　　《武當九式吐納養生法》從整編到成書，整整三年了。

　　借鑒過去整編《武當拳入門理論》《簡化武當拳》（18式）《武當劍》（27式）、《武當劍譜》的成書經驗，在整編「武當養生系列功法」的具體環節中，十分注重傳承的原始性、史料的權威性、動作的代表性、養生的科學性、演練的藝術性以及吐納中的技巧性。所以，這套養生功法，自千百年前問世之日，似乎就蘊含著非常強大的生命力，在道內外傳承至今，依然受到了社會各界武當武術養生愛好者、研究者的關注和喜愛。

　　這套功法最大的特色就在於以呼吸吐納為主要方法，配套系列動作自然開合、吞吐、吸閉、屈伸，適應群體非常寬泛，各種層次的養生愛好者都可以學習演練，並有收穫。

　　同時，這套功法也是中國傳統養生功法中不可多得的吐納技術專有功法，有獨到的養生醫療保健價值。在多年的教學傳承過程中，大批學員的養生實證，引起中國醫學界、氣功界、武術界的專業人士重視並進行了大量的數據研究。

　　有特色並不意味著沒有缺憾。畢竟是一套功法，不可

能包羅萬象。它最受中老年和青少年中的體弱多病者、亞健康（健康和患病之間的過度狀態）人士歡迎。所以，它的適應群體在寬泛的同時當然也有局限。

功法套路似乎好學，或許五六個課時即可掌握基本要領和符合動作要求，其實真正練好，也不是很容易。從專業角度看，越是好學的，越是難以練精。

所以，也提醒初學者，要有認真的習練態度；對於有一定基礎的同好，如有興趣練習，最好不要掉以輕心；對於研究者，建議不要因為看起來簡單，而不深入感悟揣摩。果真那樣，想提高練功檔次，做到體用一體，達到形神兼備，肯定無緣。

存在的就有其合理性。目前，這套養生功法正迅速地向世界各地流傳，為人類的健康事業做貢獻。

這裏特別感謝武當山下的湖北省十堰市文體局領導的關心、十堰市武術協會、武當拳法研究會、武當養生研究會、武當武術聯合會、十堰市民俗協會等同仁的支持、武當山特區、《武當》雜誌社的幫助以及十堰柳林武功院（http：//www.wudangquan.net）及眾弟子的參與和筆者家人及兄弟姊妹們無私的奉獻。

可以說，這本小書，是大家智慧的結晶。本人不過是一個具體實踐者罷了。同時也期望大家一如既往地給筆者鼓勁加油，力爭在最短的時間內，最好地完成其他千古秘傳武當養生系列叢書的整編工作。

筆者　於武當山下

# 養生保健 古今養生保健法 強身健體增加身體免疫力

 醫療養生氣功
 中國氣功圖譜
 少林醫療氣功精粹
 龍形實用氣功
 魚戲增眼強身氣功
 道家玄牝氣功
 仙家秘傳袪病功

 少林十大健身功
 中國自控氣功
 醫療防癌氣功
 糖尿強身氣功
 醫療點穴氣功
 中國八卦如意功
 正宗馬禮堂養氣功

 道家筋經內丹功
 三元開慧功
 防癌治療新氣功
  嵩定與佛家氣功修練
 頭倒之術
 簡明氣功辭典
 八卦三合功

 朱砂掌健身養生功
 抗老功
 意氣按穴排濁自療法
  健身袪病小功法
 張氏太極混元功
 中國少林禪密功
 郭林新氣功

 太極
 現代原始氣功
 開脈太極
 養生防病氣功門功
 大極內功養生秘
 無極養生氣功
 小周天健康法

 易筋經
 洗髓經
 精功易簡經
 武當門內七心活氣功
 手療健身法
 武當道教養生導引術
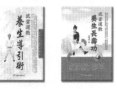 武當道教養生長壽功

 太極拳內功養生心法
 意拳
 靜坐要訣
 啟動自癒力
 洗髓經健身術
 太陽六柏打功

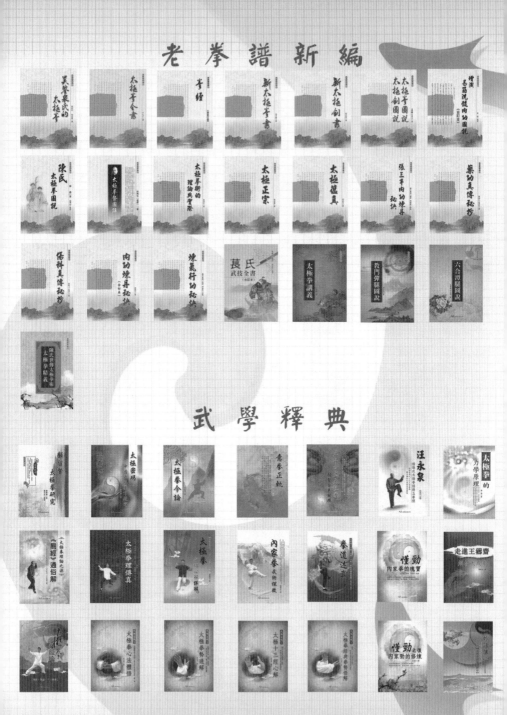

# 老拳譜新編

# 武學釋典

# 運動精進叢書

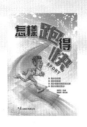
怎樣跑得快

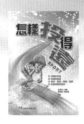
怎樣投得遠

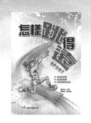
怎樣跳得遠

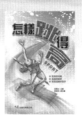
怎樣跳得高

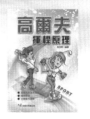
高爾夫揮桿原理

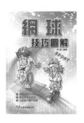
網球技巧圖解

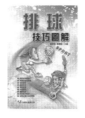
排球技巧圖解

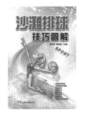
沙灘排球技巧圖解

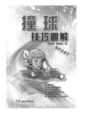
撞球技巧圖解

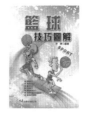
籃球技巧圖解

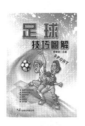
足球技巧圖解

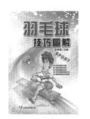
羽毛球技巧圖解

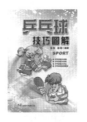
乒乓球技巧圖解

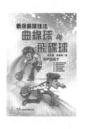
新保齡球技法 曲線球與飛碟球

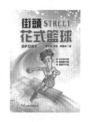
街頭STREET花式籃球

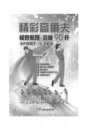
精彩高爾夫 輕鬆點撥突破90桿

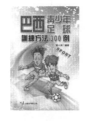
巴西青少年足球訓練方法300例

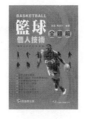
BASKETBALL籃球個人技術

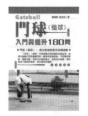
Gateball門球（槌球）入門與提升180問

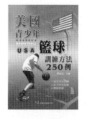
美國青少年USA籃球訓練方法250例

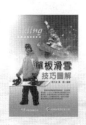
單板滑雪技巧圖解

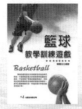
籃球教學訓練遊戲 Basketball

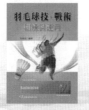
羽毛球技・戰術 訓練與實戰

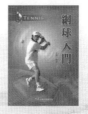
TENNIS 網球入門

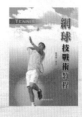
TENNIS 網球技戰術教程

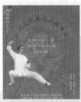

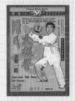
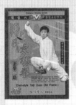
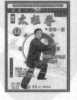
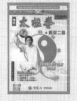
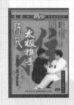
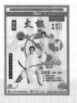
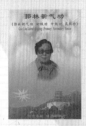

# 歡迎至本公司購買書籍

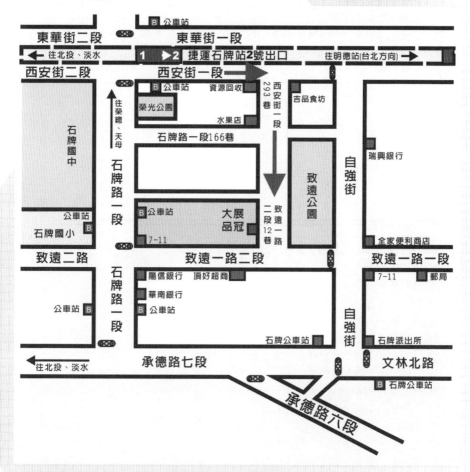

建議路線

1.搭乘捷運‧公車

　　淡水線石牌捷運站下車，由石牌捷運站２號出口出站(出站後靠右邊)，沿著捷運高架往台北方向走(往明德站方向)，其街名為西安街，約走100公尺(勿超過紅綠燈)，由西安街一段293巷進來(巷口有一公車站牌，站名為自強街口)，本公司位於致遠公園對面。搭公車者請於石牌站(石牌派出所)下車，走進自強街，遇致遠路口左轉，右手邊第一條巷子即為本社位置。

2.自行開車或騎車

　　由承德路接石牌路，看到陽信銀行右轉，此條即為致遠一路二段，在遇到自強街(紅綠燈)前的巷子(致遠公園)左轉，即可看到本公司招牌。

國家圖書館出版品預行編目資料

武當九式吐納養生法／岳　武　著
　　——初版，——臺北市，大展，2015〔民104.12〕
　　面；21公分 ——（武當武學；2）
　　ISBN　978－986－346－093－0（平裝；附數位影音光碟）

1.氣功　2.養生

413.94　　　　　　　　　　　　　　　　　104020582

# 武當九式吐納養生法 附ＤＶＤ

著　　　者／岳　武

責任編輯／孔令良

發 行 人／蔡森明

出 版 者／大展出版社有限公司

社　　　址／台北市北投區（石牌）致遠一路2段12巷1號

電　　　話／（02）28236031・28236033・28233123

傳　　　眞／（02）28272069

郵政劃撥／01669551

網　　　址／www.dah-jaan.com.tw

E－mail／service@dah-jaan.com.tw

登 記 證／局版臺業字第2171號

承 印 者／傳興印刷有限公司

裝　　　訂／眾友企業公司

排 版 者／弘益電腦排版有限公司

授 權 者／北京人民體育出版社

初版1刷／2015年（民104年）12月

定　價／330元

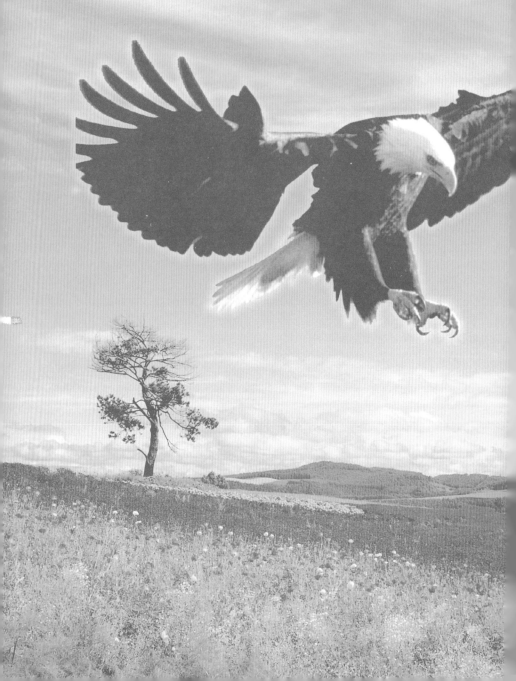